Enders

Homöopathische Reisefibel

Homöopathische Reisefibel

Ein Begleiter für unbeschwertes Reisen

Von Dr. med. Norbert Enders

HAUG

Karl F. Haug Verlag · Heidelberg

Die Deutsche Bibliothek – CIP-Einheitsaufnahme

Enders, Norbert:
Homöopathische Reisefibel: ein Begleiter für unbeschwertes Reisen / von Norbert Enders. – Heidelberg: Haug, 1992
(Reihe Homöopathie und biologische Medizin)
ISBN 3-7760-1252-8

Titel-Nr. 2252 · ISBN 3-7760-1252-8

Umschlagfoto: teamfoto, Eppingen

Satzkonvertierung: Filmsatz Unger & Sommer GmbH, 6940 Weinheim
Druck und Verarbeitung: Progressdruck GmbH, 6720 Speyer

Inhalt

2. Notfälle

3. Essen

4. Infektionen

5. Insekten

6. Verletzungen

7. Wetter

8. Autoreise

15. Wanderung

16. Am Wasser

17. In den Tropen

ZWEITER TEIL

Die Arznei

DRITTER TEIL

Listen

Wir reisen nicht, um anzukommen,
sondern um unterwegs zu sein.
(Goethe)

Vorwort

Wie bei allen meinen Büchern, stelle ich auch bei dieser Fibel den Anspruch auf Unvollkommenheit. Denn sie ist nicht mehr als eine einfache Fibel für Laien, die sich der Homöopathie verschreiben. Keinesfalls ist sie ein Buch, dessen Inhalt ohne Einführung in die Prinzipien der Homöopathie angewandt werden sollte. Dazu bedarf es des fleißigen Lesens meiner und anderer Bücher. Wie rasch Sie dann selbständig anwenden dürfen, wird durch das Maß des Vertrauens in Ihre eigene Person begrenzt werden.

Ich wünsche mir diese Fibel als weiteren Beitrag zu Ihrer erfolgreichen Selbständigkeit, damit mir künftige Anrufe aus Mauritius oder vom Pattaya- Strand bei Bangkok erspart bleiben. Weniger wegen mir, als eher für das Wohlergehen meiner verehrten Empfangsdame *Marina*, die den Praxisablauf in derartige Panik versetzte, als müsse sie für die hohen Telefonkosten persönlich aufkommen. Lieb von ihr, aber nervig!

Im weiteren wünsche ich mir diese Fibel als gehorsame Antwort auf die Bitten meiner Homöopathie-Freundin und homöopathischen Gelegenheitsbehandlerin *Gitti Thanheiser*, die mir seit Jahren damit in den Ohren liegt. Ich befreie somit mein Gehör und bete zum Reich der Eingebungen, daß ihr von dort keine neue Idee für mich geschenkt wird.

Praller Dank sei meinem Verlags-Freunden *Axel Treiber* und *Rolf Lenzen* vom Karl F. Haug Verlag und meinem Verleger *Dr. Ewald Fischer* dafür gezollt, daß sie sich gleichermaßen ohne Ermüdung für Ihre Selbständigkeit einsetzen, meinen homöopathischen Gehorsam ohne Murren hinnehmen und an einer bewußteren und damit gesünderen Menschheit mitarbeiten.

Villefranche sur Mer, im Winter 1991 *Norbert Enders*

Hinweise

Bevor Sie sich ärgern, weil diese oder jene Angabe fehlt, sollten Sie Ihren Stift zur Hand nehmen und Ihren Einfall unter „NOTIZEN“ am Ende eines jeden Kapitels niederschreiben oder ihn mir auf einer Postkarte mitteilen. Denn diese Fibel ist absichtlich unvollständig für Sie zusammengestellt, damit Sie an der nächsten Auflage aktiv mitarbeiten. Inzwischen sollten Sie sich – vor jeglicher Anwendung – die folgenden Hinweise gut einprägen.

1. Potenzhöhe

Sie staunen sicherlich nicht über die angegebenen Potenzhöhen. Aber es gibt erstaunlicherweise auch Kollegen, die meine Bücher erwerben, um darin herumzukritisieren und um ihren Patienten klarzumachen, wie unhomöopathisch „dem *Enders* seine Bücher“ sind wegen der „gefährlichen“ Hochpotenzen. Nun, erstens gibt es keine „gefährliche Homöopathie“, sondern nur „gefährliche Homöopathen“. Zweitens ist die Heilwirkung einer Arznei, falls sie *entsprechend* gewählt, unabhängig von der Potenzhöhe! Das ist nicht eine nackte Behauptung, sondern eine wohl gekleidete Erfahrung. Die durchweg hohen Potenzen haben nur einen Grund: Ihr Gepäck zu erleichtern! Sie brauchen im Bedarfsfall weniger Gaben zu wiederholen, sparen Kügelchen und damit Gewicht, das Sie für die unbedingt notwendigen Extras Ihrer Kinder (ein drittes Paar Bermuda-Shorts, zerschnittene T-shirts, aufgeschlitzte Jeans, usw.) nervengünstiger verwenden können. Ich setze einfach voraus, daß Sie dieser menschenfreundlichen Absicht stillschweigend beipflichten.

2. Arzneiname

Einige Arzneinamen haben sich seit diesem Jahrzehnt „verändert“. Angeblich sollen sie jetzt wissenschaftlicher klingen. Obwohl diese Änderung für die Herstellerfirmen bereits Gültigkeit besitzt, habe ich sie vorerst lediglich in einer gesonderten Liste aufgeführt. Denn wir können uns nur stufenweise daran gewöhnen, daß unsere bildhafte Vorstellung, die uns mit dem bisherigen Namen verbindet, eine andere Dimension erfahren soll. Der Umgewöhnungsprozeß ist erheblich, denn jeder Name – gleich wofür, gleich für wen – ist so wichtig wie die Vorstellungen und Empfindungen, die wir mit ihm verknüpfen.

3. Arzneigabe

Eine Gabe entspricht fünf Tropfen oder fünf Kügelchen oder einer Tablette. Diese Gabe geben oder nehmen Sie zehn Minuten vor oder nach dem Essen oder Trinken ohne Wasser auf die Zunge.

Die meisten Arzneien werden in allen drei Darreichungen angeboten. Einige Arzneien, vor allem Säuren, Phosphor, Brom und Petroleum sind nur flüssig haltbar. Die metallischen Arzneien sind erst ab D8 flüssig oder in Kügelchen vorhanden, bis D8 nur in Tablettenform. Alle Arzneien sind nur in der Apotheke erhältlich. Sie brauchen jedoch nicht vom Arzt verschrieben zu werden, sind also jederzeit ohne Rezept frei käuflich.

Bei *akuten Störungen* können Sie eine Gabe stündlich oder zweistündlich wiederholen, wie im Text angegeben. Bei Nachlassen der Beschwerden nehmen Sie die Gabe weniger häufig. Das heißt, Sie handeln nach der Intensität der Beschwerde.

Vergessen Sie bitte nicht, daß Sie das Fläschchen mit *LM*-Potenzen vor der Einnahme in eine Hand nehmen und 10× in die andere Hand kräftig aufstoßen (verschütteln)!

Wenn nach einer Arzneigabe eine *Besserung der Beschwerden* eintritt, so warten Sie mit ihrer Wiederholung, bis Sie den Eindruck haben, daß die Wirkung der Arznei nachläßt. Eine Steigerung der Arzneiwirkung durch Erhöhung der Einzelgabe oder durch vermehrte Wiederholung der Gabe ist nicht zu erwarten. Der Arzneireiz benötigt einen gewissen Zeitraum und einen bestimmten Zeitablauf, bis er anspricht.

Dieser Arzneireiz wird durch ein Kügelchen oder einen Tropfen genauso erreicht wie durch zwanzig oder hundert. Die *Qualität* einer Arznei steht in keinem Bezug zur *Quantität*: Menge macht nicht Gesundheit. Menge ist meßbar, Gesundheit ist eine Ermessensfrage.

Im *Notfall* können Sie jede Arznei in einem Viertel Liter Wasser auflösen und davon alle fünf Minuten einen gewöhnlichen Schluck trinken oder mit einem Plastiklöffel einnehmen. Das erspart Ihnen die Wiederholung der Einzelgabe.

Die homöopathischen Arzneien haben *keine Nebenwirkungen*. Bei sehr empfindsamen Menschen und bei zu häufiger Wiederholung der Arzneigabe kann es zu überschießenden Reaktionen kommen, die jedoch nicht als schädliche Arzneiwirkung zu betrachten sind, sondern als Zeichen der richtigen Arzneiwahl. Nach Absetzen der Arznei klingt diese sogenannte *Erstverschlimmerung* schnell wieder ab.

Erster Teil

DIE REISE

1. Allgemeines

Freunde und Patienten habe ich erlebt, die mit einer Tragetasche voller Fläschchen verreisen. Natürlich ist es verständlich, daß *Arsen-*, *Natrium-* und *Lycopodium*-Menschen etwas „für jede Eventualität eines möglichen Falles" mitschleppen. Diese Beruhigung sei Ihnen gegönnt. Doch können Sie sich zur Gepäckerleichterung 1-Gramm-Fläschchen besorgen oder einige Kügelchen in Aluminiumfolie abpacken und entsprechend beschriften. Der Gelassenere unter Ihnen wird sich für die – ihm mehr oder weniger bekannten Gegebenheiten – seine Ration an Arzneien aussuchen. Meist kommen Sie damit sehr gut aus. Für akute Dilemma muß die Arznei nicht unbedingt personenbezogen, sondern nur *ähnlich* der Erscheinung sein. Also, nehmen Sie Ihren roten Markierstift in die Hand und streichen Sie an, was Sie für Ihre Reisen beachten möchten. Gute Reise!

Angst vor einer Reise

Aconitum D30 – 1× bei Bedarf
plötzliche Angst, es könne etwas schiefgehen; Katastrophenpanik, ruhelos

Argentum nitricum D30 – 1× bei Bedarf
Terminangst, könnte Flug verpassen; hastig, trotzdem viel zu früh

Gelsemium D30 – 1× bei Bedarf
Reisefieber! zittrig aufgeregt, ungerichtete Erwartungsangst; lähmig

Bryonia D30 – 1× tägl. morgens
1 Woche vor Abreise bei Sorgen, sein Geschäft zu verlassen; grantig

Bauchkolik

Belladonna D30 – 1× bei Bedarf
beugt sich rückwärts

Colocynthis D200 – einmalig
beugt sich vorwärts

Blasenreizung junger Urlauber

Staphisagria D12 – 2× tägl.
Frauen, die ungewohnt und zu häufig Venus spielen

Clematis D30 – 1× tägl.
Männer, die ungewohnt häufig der Venus Opfer bringen; Samenstrangneuralgie!

Durchfall bei Angst, Erregung, Schreck

Argentum nitricum D30 – 1× bei Bedarf
dünne, vertrocknete Menschen; Essen fällt zum After durch; wegspritzend

Gelsemium D30 – 1× bei Bedarf
Schreck, Angst vor Ereignissen; plötzlich, gelb, durchscheinend

Opium D200 – 1× bei Bedarf
dunkelrot erstarrt vor Schreck und alles geht unfreiwillig in die Hose

Veratrum album D30 – 1× bei Bedarf
blaß, kaltschweißig mit dem Gefühl zu vergehen, aber verlangt Kälte

Pulsatilla D30 – 1× bei Bedarf
liebreizende Mädchen und schüchterne Jungen; Aufregung bei Vorhaben

Durchfall im Sommer

Aconitum D30 – 3stündl.
plötzlich; heiße Tage, kalte Nächte; Stühle häufig, spärlich, Krämpfe

Belladonna D30 – 3stündl.
plötzlich; nach Kopfnässe; rundliche, rote Menschen

Ferrum phosphoricum D12 – 2stündl.
allmählich; Sommerwärme; Fieber, Stühle unverdaut, keine Krämpfe

Antimonium crudum D30 – 3stündl.
allmählich; nach Baden und Schwimmen an heißen Tagen, Zunge dick weiß

Bryonia D30 – 3stündl.
kalte Getränke, kühler Wind, kühle Sommernacht, kühles Bad; großer Durst

Dulcamara D30 – 3stündl.
äußerst empfindlich auf Kälte, v. a. Wechsel zu feucht-kalt oder feucht-kaltes Sitzen

China D4 – stündl.
rasche Entkräftigung, Abmagerung

Iris D6 – stündl.
mit saurem Erbrechen, Zähne werden davon stumpf

Durchfall und Erbrechen bei Kindern im Sommer

Aethusa D4 – stündl.
gleich wieder Hunger

Antimonium crudum D30 – stündl.
nach kaltem Essen an heißen Tagen

Pulsatilla D30 – stündl.
nach Kaltem, Speiseeis, Fett

Ailanthus D6 – stündl.
schleichend, Fieber, Sepsis, bösartiger Verlauf

Erschöpfung durch überschäumende Liebesspiele

Anacardium D30 – 1× tägl.
und – bitteschön! – mehr der Kultur und Kunst des Landes widmen!

Heiserkeit, schmerzhaft

Causticum D200 – 1× bei Bedarf
wundes rauhes Kratzen bis zur Brustmitte; morgens; Kalttrinken lindert

Hepar sulfuris D200 – 1× bei Bedarf
durch trockenen kalten Wind, durch Zugluft; trockene wehe Kehle morgens

Ferrum phosphoricum D12 – 2stündl.
rasch geben! tonisiert die Stimmbandbreite

Arum triphyllum D4 – 1× bei Bedarf
Stimme rutscht plötzlich eine Oktave höher

Argentum D30 – 1× bei Bedarf
rauhes Brennen verändert die Stimmlage; loser Schleim wie Stärke

Graphites D12 – 2stündl.
beleibte blasse Hobby-Sänger; schlimmer abends

Heiserkeit, schmerzlos

Carbo vegetabilis D30 – 1× tägl. abends
abendliche Stimmschwäche

Paris D4 – 3× tägl.
durch Erkältung; Räusperzwang

Impfreaktion

Vaccinium myrtillus D200 – einmalig
vor jeder Impfung oder:

Thuja D30 – einmalig
vor und nach jeder Impfung

entsprechende Nosode in D200 – einmalig
vor der entsprechenden Impfung, spätestens nach der Impfung

Lärmbelastung

Theridion D30 – 1× bei Bedarf
überempfindliches Gehör, Schwindel; dazu: Ohrstöpsel aus der Apotheke!

Nasenbluten bei Kindern

Ferrum phosphoricum D12 – alle 10 Min.
hellrot, gußweise; blutarme, blasse Kinder mit leichtem Erröten

Phosphorus D200 – alle 10 Min.
hellrot, ohne Anlaß wiederkehrend; blasse, zarte, hübsche Kinder

Belladonna D30 – alle 10 Min.
rot, pulsierend; rundliche rote Kinder

Arnica D30 – alle 10 Min.
nach Anstrengung, nach Verletzung, nach Popeln, kräftige rote Kinder

Hamamelis D4 – alle 10 Min.
dunkel; Spannung und Druck in der Stirn

Nasenbluten bei Heranwachsenden

Arnica D30 – alle 10 Min.
hellrot, kräftig; Neigung zu Verletzungen (z. B. beim Sport); Nasepopeln

Phosphorus D200 – alle 10 Min.
hellrot, ohne Anlaß; blasse, hochgeschossene, hübsche Jugendliche

Trillium D6 – alle 10 Min.
hell oder dunkel, klumpig; allgemeine Kälte, schwacher Puls, Ohnmacht

Bryonia D30 – alle 10 Min.
dunkel, passiv; Kopfschmerz, anstatt Periode

Pulsatilla D30 – alle 10 Min.
dick, klumpig; liebe Mädchen mit wechselhafter Periode

Crocus D30 – alle 10 Min.
schwarz, zäh wie Teer; hysterische Mädchen und klimakterische Frauen

Verliebte Schwärmerei der jungen Tochter

Ignatia D30 – 1× tägl.
rettet die Urlaubsstimmung der Familie!

Sodbrennen mit saurem Aufstoßen

Nux vomica D30 – 1× bei Bedarf
Mittelmanagementstreß; sauer auf sich und die Welt

Bismutum subnitricum D12 – 2× tägl.
Krampf zum Rücken, zu den Schulterblättern, Rückbeugen erleichtert

Natrium carbonicum D200 – 1× bei Bedarf
"Natron" der Alten; ängstlich verstimmt nach dem Essen

Robinia D12 – 2× tägl.
Säure zum Bersten nach dem Essen, Zähne werden stumpf und sauer

Phosphorus D200 – 1× bei Bedarf
nächtliche Säure und Brennen; steht auf, ißt und trinkt kalt

beachte: *die akute Gastritis verträgt Kaltes, die chronische nicht mehr!*

Übelkeit, ausgefallen

Ambra D3 – 3× tägl.
nach gewohntem oder ungewohntem Rauchen

Bryonia D30 – 1× bei Bedarf
nach dem Aufstehen, sobald er sich bewegt

Digitalis D3 – 3stündl.
bei Herzpatienten tief in der Magengrube

Magnesium chloratum D12 – stündl.
vor der Periode

Theridion D30 – 1× bei Bedarf
bei Lärm, beim Augenschließen

Übelkeit mit Brechreiz

Nux vomica D30 – 1× bei Bedarf
morgens, nach Alkohol tags zuvor, bei verdorbenem Magen nach dem Essen

Ipecacuanha D4 – 3× tägl.
anhaltend, nach dem Essen, saubere Zunge

Tartarus stibiatus D6 – 3× tägl.
mit Angst; weiß belegte Zunge

Übelkeit mit Kollaps, Schock, Blässe

Camphora D200 – 1× bei Bedarf
plötzlich blau, eiskalt, trocken, Zudecken

Carbo vegetabilis D30 – alle 10 Min.
verglimmt, übel, Blähbauch, blaue Lippen und Nase, trocken, Zudecken

Tabacum D30 – alle 10 Min.
wie Nikotinvergiftung, elend, Herzdruck, als bliebe das Herz stehen

Veratrum album D30 – alle 10 Min.
kalter Schweiß, ruhig, deckt sich ab

Arsenicum album D30 – alle 10 Min.
kalter Schweiß, ruhelos, deckt sich zu

Übelkeit des jungen Sohnes nach tollen Sexspielen

Acidum phosphoricum D200 – 1× bei Bedarf
erschöpft, enttäuscht!

Umlauf um den Nagel

Belladonna D30 – 6stündl.
rot, hart

Hepar sulfuris D200 – 8stündl., 3× insgesamt
rot, weich, eitrig

Zahnschmerzen, akut

Chamomilla D30 – 1× bei Bedarf
anfallsartig, unerträglich, hitzig; nachts, durch Wärme, Essen, Kaffee

Coffea D30 – 1× bei Bedarf
stechend, zuckend, überempfindlich; hält sich kaltes Wasser im Mund

Belladonna D30 – 1× bei Bedarf
akut entzündet, brennt, pulsiert; nachts, bei Zugluft; hält sich warm

Mercurius solubilis D200 – 1× in Wasser
eitrig entzündet, pulsiert; nachts; hält die Backe kühl und reibt sie

Hepar sulfuris D200 – 6stündl., 3× insgesamt
eitrig entzündet, sticht wie mit Holzsplitter; hält die Backe warm

Zahnschmerzen, neuralgisch

Aconitum D30 – 1× bei Bedarf
nach Wind, Sturm; anhaltend, prickelnd, unerträglich

Verbascum D12 – 2× tägl.
als ob Kiefer mit Zangen gequetscht; schlimmer: Druck, Kauen, Kaltluft

Plantago D12 – 2× tägl.
scharf; schießt von Kiefer zu Ohren hin und her; Zähne wie verlängert

Staphisagria D12 – 2× tägl.
durch hohle Zähne mit Karies

Mercurius solubilis D200 – 1× in Wasser
durch hohle Zähne, durch Amalganfüllungen; nachts

Capsicum D12 – 2× tägl.
im rechten Kiefer, fein, durchdringend, brennend, beim Einschlafen

NOTIZEN:

Zusammenstellung der Arzneien

Acidum phosphoricum D200
Aconitum D30
Aethusa D4
Ailanthus D6
Ambra D3
Anacardium D30
Antimonium crudum D30
Argentum D30
Argentum nitricum D30
Arnica D30
Arsenicum album D30
Arum triphyllum D4
Belladonna D30
Bismutum subnitricum D12
Bryonia D30
Camphora D200
Capsicum D12
Carbo vegetabilis D30
Causticum D200
Chamomilla D30
China D4
Clematis D30
Coffea D30
Colocynthis D200
Crocus D30
Digitalis D3
Dulcamara D30
Ferrum phosphoricum D12
Gelsemium D30
Graphites D12
Hamamelis D4
Hepar sulfuris D200
Ignatia D30
Ipecacuanha D4
Iris D6
Magnesium chloratum D12
Mercurius solubilis D200
Natrium carbonicum D200
Nux vomica D30
Opium D200
Paris D4
Phosphorus D200
Plantago D12
Pulsatilla D30
Robinia D12
Staphisagria D12
Tabacum D30
Tartarus stibiatus D6
Theridion D30
Thuja D30
Trillium D6
Vaccinium myrtillus D200
Verbascum D12
Veratrum album D30

2. Notfälle

Die Anregungen aus dem 1. Kapitel *(Allgemeines)* gelten auch hier: Aussuchen der Arznei und in kleinen Portionen abpacken! Die Potenzen sind hoch genug gewählt, um mit wenigen Kügelchen für einen Notfall auszukommen. Wenn Sie allerdings Mitreisenden, Miturlaubern und Urlaubsbekanntschaften gleichermaßen einen doktor- und klinikfreien Aufenthalt bescheren möchten, dann bleibt es bei einer Tragetasche voller Fläschchen. Die Not macht uns zu Helden!

Abszeß

Apis D200 – 1× bei Bedarf
hellrot, weich, wie ein Bienenstich

Belladonna D30 – 2× tägl.
hellrot, hart, wie eine Tollkirsche

Arnica D30 – 2× tägl.
dunkelrot, hart, wie eine Prellung

Lachesis D200 – 1× tägl.
violett, hart, wie ein Schlangenbiß

Hepar sulfuris D200 – 6stündl., 3× insgesamt
gelbe Eiterkrone, akuter Eiterungsprozeß

Anthracinum D200 – einmalig
schwarze Eiterkrone, chronischer Eiterungsprozeß, Karbunkel

Myristica D4 – stündl.
reifer Abszeß; „homöopathisches Messer" anstatt chirurgischem Skalpell

Silicea D200 – 1× tägl.
entleerter Abszeß, pfropfartige Höhlung, hell wie Sand

Carbo animalis D4 – 3× tägl.
entleerter Abszeß, schwarze Höhlung, schwarz wie Kohle

Blinddarm-Entzündung, akut (aber noch nicht operationsreif)

Aconitum D30 – einmalig
Froststadium, wenig Schmerz

Rhus tox D30 – stündl.
beginnende Sepsis, geschwollen, berührungsempfindlich; sehr unruhig

Arsenicum album D30 – stündl.
Schüttelfrost, hektische Unruhe, Brechdurchfall; möchte warme Decke

Lachesis D200 – 3stündl.
ganzer Bauch empfindlich, sticht bis zum Rücken, in die Oberschenkel; liegt mit angezogenen Beinen im Bett

Echinacea D2 – stündl.
Blutvergiftung, sehr müde

Bluterbrechen

Ipecacuanha D4 – alle 10 Min.
hell, reichlich; große anhaltende Übelkeit

Phosphorus D200 – alle 10 Min.
hell, vermischt mit Mageninhalt, schmerzlos

Hamamelis D4 – alle 10 Min.
dunkel; Bauch wie gequetscht

Blutvergiftung

Pyrogenium D30 – 1 × bei Bedarf
Fieber, stinkender Schweiß, Schüttelfrost, Puls verlangsamt (paradox)

Lachesis D200 – 1 × tägl.
heftiges trockenes Fieber, viel Durst, verlangt Kälte

Fieber, akut

Aconitum D30 – einmalig
hellrot; trocken, plötzlich, heftig; ängstlich, unruhig, starker Durst

Belladonna D30 – einmalig
rot; dampfend schweißig, friert; benommen, ruhig, mäßiger Durst

Veratrum viride D30 – 3stündl.
rot; Kopf heiß, Glieder kalt und blaß-bläulich, Schweiß, keine Angst

Apis D200 – 8stündl.
hellrot, gedunsen, trocken; unruhig, stechende Schmerzen, kein Durst

Ferrum phosphoricum D12 – 3 × tägl.
hellrot; Herzklopfen, Blutandrang; bemerkt das Fieber nicht

Chamomilla D30 – 6stündl.
eine Wange rot, die andere blaß, heiße Kopfdecke; unleidlich, schrill

Eupatorium D200 – 6stündl.
rheumatisch, durch Unterkühlung, Muskeln und Gelenke wie geprügelt

Mercurius solubilis D200 – 1 × tägl. morgens
schleichendes Fieber; bis zur Besserung täglich, dann jeden 2. Tag

Fieber, septisch

Lachesis D200 – 1× in Wasser
rot, trocken, viel Durst, später blaß, Kollaps; starke Blutungsneigung

Crotalus D200 – 1× in Wasser
rot, trocken, dann kollapsig; beachte: noch stärkere Blutungsneigung!

Arsenicum album D30 – 1× in Wasser
erst trockene Hitze, Blässe, dann kaltschweißig, leichenblaß

Pyrogenium D30 – 3stündl.
dunkelrot, trockene Hitze, friert, dann Schüttelfrost, warmer Schweiß

China D4 – stündl.
zusätzlich zu Pyrogenium bei Schüttelfrost; blaß, bedrohlicher Verfall

beachte: *Blässe beim Fieber weist auf einen bedrohlichen Prozeß hin!*

Fieber mit kritischem Schweiß

Baptisia D6 – stündl.
heiß, rot, stinkt, Kopf, nachts; bösartige Infektion, Fieberdelir

Cantharis D200 – 1× bei Bedarf
heiß, Uringeruch, Kopf; Blasen, Ergüsse der Serosa, Harnwegsinfekte

Fieberkrämpfe

Belladonna D30 – 1× bei Bedarf
rot; funkelnde Augen, große Pupillen, starrer Blick, verwirrt; will Wärme

Cuprum D30 – 1× bei Bedarf
blaß; Zuckungen, Krämpfe am ganzen Körper; Kollaps, Kälte, blaue Lippen

Gallenkolik

Bryonia D30 – 1× in Wasser
Ärger über sich selbst, schießt bei jeder Bewegung ein; er drückt dagegen

Colocynthis D200 – 1× in Wasser
Ärger über Unrecht, tobsüchtig

Chamomilla D30 – 1× in Wasser
Ärger über alles, hitzig, überempfindlich, weiß nicht was er will

Ignatia D30 – 1× in Wasser
Kummer, blaß, überempfindlich, weiß nicht was er will

Gehirnerschütterung

Arnica D200 – 1× tägl.
„alles ist zu hart", möchte weich liegen, Erschütterung schmerzt

Opium D200 – 1× tägl.
„alles ist zu weich", will hart liegen, Erschütterung macht schmerzlos

Cicuta D6 – 2× tägl.
mit Krämpfen wie epileptischer Anfall; bewußtlos

Gichtanfall

Aconitum D30 – 1× in Wasser
Brennen oder Eiseskälte, Taubheit, einschießend, krampfig

Belladonna D30 – 1× in Wasser
nach Durchnässen, Wärme lindert

Arnica D30 – 1× in Wasser
überanstrengte Gelenke, rechte Großzehe, Kälte lindert

Bryonia D30 – 1× in Wasser
scharf, stechend, schneidend bei geringster Bewegung

Herzbeschwerden mit großer Angst, rot

Aconitum D30 – 1× bei Bedarf
Angst, Aufregung, Ärger, Wind, Sturm, Gewitter, Wetterwechsel, Föhn, Zugluft; Anfall, Druck, Krampf, Rasen, Stolpern, Blutandrang, Übelkeit, Brechreiz

Arnica D30 – 1× bei Bedarf
pyknisch, gestaut; Herzenge auf der Straße

Aurum D30 – 1× bei Bedarf
untersetzt, gestaut, aufstrebender Ellbogenmensch; Herzenge in der Stille

Herzbeschwerden mit großer Angst, blaß

Tabacum D30 – 1× bei Bedarf
plötzlich todelend, Übelkeit, Brechreiz, höchst schmerzempfindlich

Arsenicum album D30 – 1× bei Bedarf
wuchtiges Brennen, noch größere Angst, Zittern, Gefühllosigkeit

Carbo vegetabilis D30 – 1× bei Bedarf
bereits hinter den Tod entrückt

Herzbeschwerden mit kleiner Angst

Cactus D3 – alle 10 Min.
wie von einer Eisenhand gepackt, welche das Herz am Schlagen hindert

Herzbeschwerden, nervös

Iberis D12 – 2× tägl.
scharfe Stiche im Herzen bei jedem Herzschlag

Kalmia D2 – alle 10 Min.
scharfe Stiche über die Schulter zum Rücken

Lilium D12 – 2× tägl.
wie elektrischer Strom im linken Arm

Herzbeschwerden zur linken Hand ziehend

Kalmia D2 – alle 10 Min.
scharf schießend; unterdrücktes Rheuma

Spigelia D4 – alle 10 Min.
scharf ziehend; Enge, Entzündung, Herzklappenfehler

Cimicifuga D30 – alle 15 Min.
unterhalb der linken Brustwarze ausstrahlend; bei Muskelrheuma

Herzbeschwerden mit Taubheit im linken Arm

Aconitum D30 – 1× bei Bedarf
Prickeln in den Fingern; entzündlich, funktionell

Kalmia D2 – alle 10 Min.
mit scharfen Schmerzen; Herz erweitert nach Rheuma

Digitalis D3 – alle 10 Min.
Herzschwäche, Entzündung, Wassersucht

Rhus tox D6 – alle 10 Min.
lahmer Arm; rheumatisch, überanstrengt

Herzbeschwerden mit Taubheit im rechten Arm

Phytolacca D4 – alle 10 Min.
Prickeln

Herzbeschwerden mit Taubheit in der rechten Hand

Lilium D12 – alle 10 Min.
Blutandrang, Enge; Atemnot

Herzbeschwerden bei Rauchern

Convallaria D2 – alle 10 Min.
Stiche, Stolpern, „als höre das Herz auf zu schlagen"

Latrodectus D6 – alle 10 Min.
heftiger Krampfschmerz zur Achselhöhle, Marmorhaut, Todesangst

Herzenge, drückende Angst

Arnica D30 – 1× in Wasser
rote Angst; wie ein Elephantenfuß

Vipera D30 – 1× in Wasser
blasse Angst; wie umschnürt

Cactus D3 – alle 10 Min.
kleine Angst; wie von einer Faust gepackt

Herzinfarkt, frisch

Crotalus D200 – 1× in Wasser
Erstickungsangst

Lachesis D200 – 1× in Wasser
Angst vor Beengung

Aconitum D30 – 1× in Wasser
Todesangst

Tabacum D30 – 1× in Wasser
Totenelendigkeit

Arsenicum album D30 – 1× in Wasser
sieht aus wie der Tod

Carbo vegetabilis D30 – 1× in Wasser
ringt mit dem Tod

Herzinfarkt, Schwäche und Zittern danach

Argentum D30 – 1× bei Bedarf
sehr aufgeregt

Veratrum album D30 – 1× bei Bedarf
eiskalte Haut, friert, will nicht zugedeckt werden

Tabacum D30 – 1× bei Bedarf
eiskalte Haut, fühlt innere Hitze, will nicht zugedeckt werden

Arsenicum album D30 – 1× bei Bedarf
friert und will Wärme, hinfällige Unruhe

Carbo vegetabilis D30 – 1× bei Bedarf
größte Schwäche, kämpft weiter mit dem Tod

Herzklopfen

Aconitum D30 – 1× in Wasser
rot; plötzlich

Natrium muriaticum D200 – 1× in Wasser
blaß; nächtlich von 1 bis 3 Uhr

Herzrhythmusstörungen

Aconitum D30 – 1× in Wasser
langsamer oder schneller Puls oder beides; entzündliche Ursache

Cactus D3 – alle 10 Min.
langsamer Puls, Herz „wie von einem Eisenring umklammert"

Digitalis D3 – alle 10 Min.
langsamer Puls, „als höre das Herz zu schlagen auf", muß stillsitzen

Gelsemium D30 – alle 10 Min.
langsamer Puls, „als höre das Herz zu schlagen auf", muß sich bewegen

Kalmia D2 – alle 10 Min.
rasch oder langsam, schießend zur Schulter, Angst aus dem Magen

Spigelia D4 – alle 10 Min.
rascher Puls, schießend zum Rücken, schlimmer bei jeder Armbewegung

Hexenschuß

Rhus tox D6 – stündl.
nach Überanstrengung, wie verrenkt, Anfangsbewegung schlimmer

Calcium fluoratum D4 – 2stündl.
schwache Knochen, fortgesetzte Bewegung bessert

Bryonia D30 – stündl.
schneidender Schmerz bei der geringsten Bewegung

Colocynthis D200 – stündl.
stechender Nervenschmerz, einschießend

beachte: *die beiden letzten Arzneien auch im Wechsel alle 10 Minuten*

Karbunkel

Rhus tox D6 – 3× tägl.
am Beginn, dunkelrot, intensiver Schmerz

Arsenicum album D30 – 2× tägl.
nach Rhus; brennt wie mit glühenden Kohlen, nachts, Wärme lindert

Anthracinum D200 – 1× tägl.
wenn Arsen versagt; heftig brennender, tödlicher Schmerz

Lachesis D200 – 1× tägl.
geschwollen, blaurot, träge Eiterung, Sepsis, brennt, Kälte lindert

Tarantula cubensis D12 – 2× tägl.
häutet sich, beißender Schmerz, schwarzer Punkt im Zentrum

Silicea D200 – 1× tägl.
reife gute Eiterung; bevorzugt zwischen den Schultern

Lungenembolie

Lachesis D200 — 1× in Wasser
plötzlich zerreißender Schmerz; blaß, kalt-schweißig, erstickt, Ohnmacht

Crotalus D200 — 1× in Wasser
hustet Blut

Carbo vegetabilis D30 — 1× in Wasser
blaß, blaue Lippen; verlangt, daß man ihm frische Luft zufächelt

Tabacum D30 — 1× in Wasser
blaß, sterbenselend, erbricht

Veratrum album D30 — 1× in Wasser
blaß, schweißbedeckt, eiskalter Körper, verweigert aber warme Zudecke

Nabelkolik

Belladonna D30 — 1× in Wasser
wellenförmig, beugt sich zurück

Colocynthis D200 — 1× in Wasser
einschießend; krümmt sich, drückt Faust in den Leib; im Wechsel mit:

Magnesium phosphoricum D12 — alle 10 Min.
krampfend, krümmt sich, reibt sich den Bauch; Wärme, Bewegung erleichtern

Magnesium carbonicum D12 — alle 10 Min.
messerscharf, beugt sich zurück, reibt sich den Bauch, geht auf und ab

Nierenkolik

Belladonna D30 — 1× in Wasser
plötzlich, pulsiert wellenförmig; beugt sich zurück

Colocynthis D200 — 1× in Wasser
stechend, einschießend; krümmt sich; im Wechsel mit:

Magnesium phosphoricum D12 — alle 10 Min.
krampfend; krümmt sich, reibt sich den Bauch, Wärme erleichtert

beachte: *Sofort ein heißes Vollbad, 2 ltr. Tee trinken, danach Treppen steigen!*

Ohnmacht, Kollaps, Schock; rot

Aconitum D30 — alle 10 Min.
hellrot; drohend, Todesangst, ruhelos

Arnica D30 — alle 10 Min.
kräftig rot; apathisch, schreckhaft

Gelsemium D30 — alle 10 Min.
tiefrot; apathisch, zittert

Opium D200 – einmalig
dunkelrot; apathisch, ruhig

Ohnmacht, Kollaps, Schock; blaß

Camphora D200 – 1× bei Bedarf
plötzlich blau, eiskalt; trocken, Zudecken

Carbo vegetabilis D30 – alle 10 Min.
verglimmt; übel, Blähbauch, blaue Lippen und Nase; trocken, Zudecken

Tabacum D30 – alle 10 Min.
wie Nikotinvergiftung; elend, Herzdruck, als bliebe das Herz stehen

Veratrum album D30 – alle 10 Min.
kalter Schweiß, ruhig, deckt sich ab

Arsenicum album D30 – alle 10 Min.
kalter Schweiß, ruhelos, deckt sich zu

Hyoscyamus D30 – alle 10 Min.
beim Anblick oder Hören von fließendem Wasser, erregt, zuckt, Stuhl und Urin gehen unfreiwillig ab

Verbrennung I. Grades

Apis D200 – 1× in Wasser
Röte, Hitze, stechendes Brennen, wäßrige Schwellung, Kälte lindert

Aconitum D30 – 2 bis 3stündl.
hellrot, trockene Hitze, flacher roter Ausschlag, Kälte lindert

Belladonna D30 – 2 bis 3stündl.
kräftig rot wie eine Tollkirsche, flachroter Ausschlag, Wärme lindert

Arnica D30 – 3stündl.
nicht vergessen! infolge Verletzung; wie zerschlagen, Berührungsangst

Hamamelis D4 – alle 10 Min.
bei Verbrühung der Lippen, der Zunge, der Mundschleimhaut

Verbrennung II. Grades

Rhus tox D30 – einmalig
juckende Bläschen, kühler Umschlag tut gut, viel Durst auf Kaltes

Cantharis D200 – 2 bis 3stündl.
brennende Blasen, verlangt kühl

Arsenicum album D30 – 2 bis 3stündl.
brennende Bläschen, brennender Durst, trinkt wenig; verlangt Wärme

Verbrennung III. Grades

Causticum D200 – 1× in Wasser
rohes Fleisch, schmerzt wie verätzt

Pyrogenium D30 – 1× bei Bedarf
rohes Fleisch beginnt zu stinken

Calendula D4 – 3stündl.
wenn die Blasen aufbrechen

Acidum carbolicum D6 – 3× tägl.
Geschwüre, starke Verschorfung

NOTIZEN:

Zusammenstellung der Arzneien

Acidum carbolicum D6
Aconitum D30
Apis D200
Anthracinum D200
Argentum D30
Arnica D30
Arsenicum album D30
Aurum D30
Baptisia D6
Belladonna D30
Bryonia D30
Cactus D3
Calcium fluoratum D6
Calendula D4
Camphora D200
Cantharis D200
Carbo animalis D4
Carbo vegetabilis D30
Causticum D200
Chamomilla D30
China D4
Cicuta D6
Cimicifuga D30
Colocynthis D200
Convallaria D2
Crotalus D200
Cuprum D30
Digitalis D3
Echinacea D2
Eupatorium D200
Ferrum phosphoricum D12
Gelsemium D30
Hamamelis D4
Hepar sulfuris D200
Hyoscyamus D30
Iberis D12
Ignatia D30
Ipecacuanha D4
Kalmia D2
Lachesis D200
Latrodectus D4
Lilium D12
Magnesium carbonicum D12
Magnesium phosphoricum D12
Mercurius solubilis D200
Myristica D4
Natrium muriaticum D200
Opium D200
Phosphorus D200
Phytolacca D4
Pyrogenium D30
Rhus tox D6
Rhus tox D30
Silicea D200
Spigelia D4
Tabacum D30
Tarantula cubensis D12
Veratrum album D30
Veratrum viride D30
Vipera D30

3. Essen

Neben Freizeitsport *(siehe Verletzungen)* erfreut sich das Essen größter Beliebtheit. Jedem Wunsch wird heute genüge getan: Dem Feinschmecker seine Intimlokale, dem Neugierigen die Straßenlokale, dem Selbstversorger die Bruzzelpfanne, dem Spanienurlauber sein Sauerkraut. Währenddessen bleibt die „goldene Regel" unausgepackt im Koffer zurück: Endlich abspecken, was man sich zu Hause durch täglichen Frust rangefuttert hat! Das ist durch mäßigen Genuß der lokalen Eßgewohnheiten durchaus möglich und erfolgreich. Sie vermeiden Unverträglichkeiten im Verdauungstrakt durch Stoffwechselstreß und erreichen, was Sie eigentlich vorhatten: Sich zu erholen!

Brechdurchfall, Erbrechen

Veratrum album D30 – alle 10 Min.
heftig, reichlich, grün, trinkt viel

Arsenicum album D30 – alle 10 Min.
nach zu kalten Speisen, nach Obst, Milch, Eis, verdorbener Nahrung; erbricht Säure, Galle ohne Erleichterung, 0 bis 3 Uhr; trinkt wenig

Cuprum D30 – alle 10 Min.
Magen krampft, vergebliche Würgeversuche, blaues Gesicht

Secale D30 – alle 10 Min.
Galle, Blut, verfällt rasch, runzelig, großer Durst, kein Schweiß

Jatropha D30 – alle 10 Min.
zäh, eiweißartig, Krämpfe, Kälte

Kreosotum D6 – alle 10 Min.
unverdaute Nahrung lange nach dem Essen; wenn Erbrochenes wie Kaffeesatz: Urlaub abbrechen!

Brechdurchfall, Durchfall

Veratrum album D30 – alle 10 Min.
wie Reiswasser oder Spinat; kalt-feuchter Körper, deckt sich ab

Arsenicum album D30 – alle 10 Min.
wenig, grün; viel Durst, trinkt wenig, ruhelos, kalt-feucht, deckt sich zu

Cuprum D30 – alle 10 Min.
krampfig; Krämpfe überall, blaue kalt-trockene Haut, deckt sich ab

Secale D30 – alle 10 Min.
unverdaut, wäßrig; kalte trockene runzelige Haut, gespreizte Finger, deckt sich ab

Iris D6 – alle 10 Min.
wäßrig, gelb, grün, sauer; morgens, 14 bis 15 Uhr

Jatropha D30 – alle 10 Min.
wie Reiswasser, eiweißartig, Krämpfe, Kälte

Durchfall nach Essen und Trinken

Rheum D200 – 1× bei Bedarf
durch Bewegung nach dem Essen; friert dabei, Darmkolik danach hält an

Ferrum D200 – 1× bei Bedarf
auch während der Mahlzeit; erleichternd

Arsenicum album D30 – 1× bei Bedarf
von kalten Speisen, kalten Getränken; fortschreitende Schwäche

Aloe D6 – stündl.
mit Winden und Harn gleichzeitig; erleichtert, aber fühlt sich schwach

Croton D4 – 3× tägl.
mit Übelkeit und Erbrechen

Durchfall erst Stunden nach dem Essen

Oleander D6 – stündl.
explosive Breistühle, unverdaut, ungewollt mit Blähungen, wechselt mit krampfartiger Verstopfung

Durchfall von Unverdautem nach dem Essen

China D4 – 3× tägl.
und nachts; schleimig, grün, schwarz, schmerzlos, Geruch leichenartig

Arsenicum album D30 – 1× bei Bedarf
und nach Mitternacht; dunkel, schleimig, blutig, brennend, Geruch wie verwest

Ferrum D200 – 1× bei Bedarf
und nachts; wäßrig, Blähungen, schmerzlos, geruchlos

Podophyllum D6 – stündl.
und frühmorgens; reichlich, gelb, wäßrig, mehlige Auflagerung, stinkt

Durchfall nach Alkoholgenuß

Nux vomica D30 – 1× bei Bedarf
frühmorgens, häufiger Drang, Bauchkrämpfe besser nach Stuhl

Durchfall nach Bier

Kalium bichromicum D12 – 3stündl.
morgens, dünn, schaumig, viel Drang

Durchfall nach Eis und Kalttrinken

Arsenicum album D30 – 1× bei Bedarf
sobald es im Magen erwärmt wird

Nux moschata D30 – 1× bei Bedarf
spärlich, schleimig, mit viel vergeblichem Drang

Durchfall nach Fettem

Pulsatilla D30 – 1× bei Bedarf
besonders Fett am Schweinefleisch, mag aber Butter

Durchfall nach Fleischvergiftung, nach Verdorbenem

Arsenicum album D30 – stündl.
sehr übel; schwächend, braun bis blutig, nachts

Durchfall nach Milch

Magnesium carbonicum D12 – stündl.
mit Koliken wie Messerschneiden; geht auf und ab, reibt sich den Bauch

Calcium carbonicum D30 – 1× bei Bedarf
und erbricht weiße Gerinnsel

Sulfur D200 – 1× bei Bedarf
mag so gern Milch wie bei Calcium carbonicum, aber keine Eier

Durchfall nach Obst

Pulsatilla D30 – 1× bei Bedarf
wäßrig, schleimig, ständig wechselnd

China D4 – stündl.
vor allem nach sauren Kirschen

Durchfall nach Saurem

Antimonium crudum D30 – 1× bei Bedarf
trotz Verlangen nach Saurem

Durchfall nach Süßem

Argentum nitricum D30 – 1× bei Bedarf
trotz Verlangen nach Süßem, nascht gern

Erbrechen, akut

Ipecacuanha D4 – alle 10 Min.

anhaltend; vor allem nach schwerem oder fettem Essen, saubere Zunge!

Antimonium crudum D30 – stündl.

im Sommer, nach Magenüberfüllung, nach saurem Essen und Trinken; dick weiß belegte Zunge!

Aethusa D4 – alle 10 Min.

Kinder, in hohem Bogen, große grüne Gerinnsel von Milch oder unmittelbar nach dem Essen

Phosphorus D200 – stündl.

großer Durst auf Kaltes, wird sofort erbrochen

Iris D6 – alle 10 Min.

sauer; macht die Zähne stumpf

Kostumstellung in fremden Ländern (Klimawechsel)

Okoubaka D2 – 3× tägl.

leichte Verdauungsstörungen; auch vorbeugend 1 Woche vor Abreise

Aloe D6 – 3× tägl.

explosionsartige Durchfälle mit Blähungen; Kollern und Rumpeln im Bauch; Windabgang mit Stuhlbeimengung („falsche Freunde") beim Wasserlassen

Magenbeschwerden mit Kopfschmerz

Nux vomica D30 – 2× tägl.

Übersäuerung nach üppigem Feiern; Sodbrennen, saures Erbrechen, verstopft

Iris D6 – alle 10 Min.

Übersäuerung, galliges Erbrechen

Pulsatilla D30 – 1× tägl.

Untersäuerung, Speiseerbrechen nach deftigen Steaks, nach Kuchen, Eis; Völle, Aufstoßen, Übelkeit, Erbrechen

Bryonia D30 – 1× tägl.

wie ein Stein im Magen mit quälendem Durst, bitteres Aufstoßen, Leber drückt beim Durchatmen, bei der geringsten Bewegung; bitteres Erbrechen

Antimonium crudum D30 – 1× tägl.

überfüllter Magen, „Freßattacken", Ekel vor Speisen; saures Erbrechen nach schweren Speisen, nach sauren Getränken, Zunge weiß belegt

Überessen, Neigung

Nux vomica D30 – 1× bei Bedarf

Schlemmer; Durcheinanderessen; chronische Magenschleimhaut-Entzündung

Antimonium crudum D30 – 1× bei Bedarf
chronische Magenschleimhaut-Entzündung durch zu viel Kaltes, Überessen

Bryonia D30 – 1× bei Bedarf
ißt wenig, aber oft; Völle, Übelkeit, galliges Erbrechen von Speisen

Natrium carbonicum D200 – 1× bei Bedarf
Zuckerschlecker; Völle, Blähsucht, anhaltende Übelkeit

China D4 – stündl.
Völle, Blähsucht, Kopfschmerz, hinfällige Schwäche, Appetitverlust

Carbo vegetabilis D30 – 1× bei Bedarf
Völle, Blähsucht, drückt zum Herzen, Atemnot

Überessen, Kopfschmerz

Nux moschata D30 – 1× bei Bedarf
schon nach geringen Mengen; schnell satt, gebläht

Überessen, Übelkeit und Erbrechen

Ipecacuanha D4 – stündl.
im Sommer; Überessen bei wenig Appetit; Brechreiz, anhaltende Übelkeit

Tartarus stibiatus D6 – stündl.
wie bei Ipecacuanha, aber dick-weiß belegte Zunge, besser nach Erbrechen

Kalium bichromicum D12 – stündl.
v.a. nach Fleisch (beachte Krebs!); Übelkeit, Brechreiz

Überessen, Ohnmacht

Veratrum album D30 – 1× bei Bedarf
Übelkeit, Brechreiz, Durchfall; nicht warm zudecken!

Tabacum D30 – 1× bei Bedarf
stärker als bei Veratrum; leichenblaß, totenelend; nicht warm zudecken!

Arsenicum album D30 – 1× bei Bedarf
v.a. nach Verdorbenem; Übelkeit, Durchfall; warm zudecken!

Völle, Blähung, Aufstoßen nach dem Essen

Argentum nitricum D30 – 1× bei Bedarf
Trommelbauch nach wenig Essen, Druck erleichtert, Aufstoßen nicht

Nux vomica D30 – 1× bei Bedarf
Magen schwer wie ein Stein, Druck unangenehm, vergebliches Aufstoßen

Carbo vegetabilis D30 – 1× bei Bedarf
alle Nahrung gärt, vor allem Fettes, Druck beengt, Aufstoßen erleichtert

Sulfur D200 – 1× bei Bedarf
aufgetriebener Magen nach wenig Essen, viel Säure

NOTIZEN:

Zusammenstellung der Arzneien

Aethusa D4
Aloe D6
Antimonium crudum D30
Argentum nitricum D30
Arsenicum album D30
Bryonia D30
Calcium carbonicum D30
Carbo vegetabilis D30
China D4
Croton D4
Cuprum D30
Ferrum D200
Ipecacuanha D4
Iris D6
Jatropha D30
Kalium bichromicum D12
Kreosotum D6
Magnesium carbonicum D12
Natrium carbonicum D200
Nux moschata D30
Nux vomica D30
Okoubaka D2
Oleander D6
Phosphorus D200
Podophyllum D6
Pulsatilla D30
Rheum D200
Secale D30
Sulfur D200
Tabacum D30
Tartarus stibiatus D6
Veratrum album D30

4. Infektionen

Wenn Sie Ihren Hunger nach Aktivität, Kultur, Essen, Sport und Sex mäßigen, kommen Sie eventuell mit einer leichten Unterkühlungsgrippe durch den Urlaub. Und selbst diese nur aufgrund des häufigen Wetterwechsels oder der ständigen Temperaturwechsel von heißem Strand, kühlem Wasser, kalter Dusche und konditionierter Hotelzimmerluft. Versuchen Sie mal zu leben wie das einheimische Gastvolk, wozu unsere Jugend noch mit Begeisterung fähig ist, dann werden Sie an Leib und Seele gesunden oder erhalten Ihren gesunden Menschenverstand zurück! Keine mystische Anziehung von Bakterien wird Sie plagen.

Brucellose (Bang-Krankheit, Brucella abortus)

Bang D200 – 1× monatl.
bakterielle Lebensmittelvergiftung; Rinderprodukte

Grippe, Auslösung

Aconitum D30 – 1× bei Bedarf
Zugluft

Belladonna D30 – 1× bei Bedarf
Entblößung

Dulcamara D30 – 1× bei Bedarf
Unterkühlung, Durchnässung

Rhus tox D30 – 1× bei Bedarf
Unterkühlung, Überanstrengung

Nux vomica D30 – 1× bei Bedarf
trockene Kälte, Zugluft

Antimonium crudum D30 – 1× bei Bedarf
Kaltbaden an heißen Tagen

Hepatitis, Vorbeugung

Natrium sulfuricum D200 – 1× wöchentl.
in Gebieten mit feuchtem, heißem, schwülem Klima

Chionanthus D200 – 1× wöchentl.
in Gebieten mit trockenem Klima oder in Sumpfgebieten

Hepatitis, akut

Phosphorus D200 – 1× tägl.
Leberzellschaden; zusätzlich:

Carduus D4 – 3× tägl.
bei roten, runden, dicken, gutmütigen Menschen; oder:

Chelidonium D4 – 3× tägl.
bei blassen, dünnen, eingegangenen Menschen; oder:

Berberis D3 – 3× tägl.
bei fahlen, müden Menschen

beachte: *3 Tage fasten, danach nur reife Papaya und/oder Yoghurt*

Hepatitis, septisch (mit Blutvergiftung)

Lachesis D200 – 1× tägl.
heftige Leberschwellung

Crotalus D200 – 1× tägl.
mit heftigen schwarzen Blutungen; „Kaffeesatzerbrechen"

Maltafieber (Brucellose, Brucella melitensis)

Arsenicum album D30 – 2× tägl.
bakterielle Lebensmittelvergiftung im Mittelmeerraum durch Produkte von Schafen und Ziegen; wellenförmige Fieberschübe

Toxoplasmose

Umckaloabo D2 – 3× tägl.
durch rohe Eier und rohes Fleisch (Tartar) oder Katzenkot („Katzenkratzkrankheit") hervorgerufene weitverbreitete akute und chronische Infektion

Toxoplasmose M – einmalig
gelegentlich zusätzlich

NOTIZEN:

Zusammenstellung der Arzneien

Aconitum D30
Antimonium crudum D30
Arsenicum album D30
Bang D200
Belladonna D30
Berberis D3
Carduus D4
Chelidonium D4
Chionanthus D200
Crotalus D200
Dulcamara D30
Lachesis D200
Natrium sulfuricum D200
Nux vomica D30
Phosphorus D200
Rhus tox D30
Toxoplasmose M
Umckaloabo D2

5. Insekten

Die im Kapitel *Insektenstiche* aus der *Hausapotheke* angeführten Arzneien haben sich so sehr bewährt, daß ich sie Ihnen nochmals ans Herz legen darf. Denn die Stechmückenplage ist für jeden, der viel reist, eine abscheuliche Kontrabaß-Beschäftigung bei abendlichen Gesprächen auf der Terrasse, am Meer oder gar beim Dinieren. Also, bevor Sie sich wieder über die von Seufzern begleitete verkniffene Gesichtsmuskelgymnastik Ihrer Miturlauber wundern, empfehlen Sie unsere mückenabstoßenden Heilmittel.

Bienenstich

Apis D200 – stündl.
hellrote wäßrige stechende Schwellung, Kühle lindert

beachte: *auch beim anaphylaktischen Schock durch Bienenstich hilft immer Apis D200 – alle 5 Minuten eine Gabe!*

Mückenstich

Ledum D200 – 3stündl.
als Folge von Stichverletzung verstanden; Kühle lindert

Lachesis D200 – 3stündl.
dunkelrote Umgebung des Stiches, drohende Blutvergiftung

Acidum carbolicum D6 – stündl.
Bläschen, Eiter, Brennen, drohende Blutvergiftung

Staphisagria D12 – 1× tägl. morgens
vorbeugend; verhütet Tropenkrankheiten durch Stechmückenübertragung

beachte: *Zitronellöl auf Wattebausch und/oder Haut verjagt Stechmücken! Johanniskrautöl (Hypericum-Öl) auf Haut schreckt Bienen ab!*

Wespenstich

Vespa crabro D200 – einmalig
das Gift der Wespe; bedarfsweise wiederholen

Arsenicum album D30 – stündl.
bei großer ruheloser hinfälliger Schwäche

Lachesis D200 – 3stündl.
bei Herzbeschwerden

beachte: *beim anaphylaktischen Schock durch Wespenstich hilft immer Apis D200 – alle 5 Minuten eine Gabe!*

Zeckenstich

Apis D200 – stündl.
im Beginn; schmerzt wie Bienenstich, kühl halten

Ledum D200 – 1× tägl.
später; als Folge von Stichverletzung verstanden

Lachesis D200 – 1× tägl.
wenn der Biß dunkelrot wird und Blutvergiftung droht

beachte: *Alkoholflasche über Zecke stülpen, im Uhrzeigersinn herausdrehen*

Zusammenstellung der Arzneien

Acidum carbolicum D6
Apis D200
Arsenicum album D30
Lachesis D200
Ledum D200
Staphisagria D12
Vespa crabro D200

NOTIZEN:

6. Verletzungen

Wer sich viel verletzt oder besser wer sehr verletzlich ist, sollte die Verletzungs-Arzneien gut im Kopf und in der Tasche haben. Hier können Sie viel für sich und andere Verletzte tun, während Umstehende hilflos, ungeduldig und sich mackernd auf den Notfalldienst warten. Viel Glück!

Erste Hilfe vorort

Arnica D30 – einmalig
bei allen Verletzungen zuerst; vermindert Schmerz und inneres, unsichtbares Bluten; danach erst unterscheiden!

Cuprum D30 – 2× tägl.
Muskelriß

Rhus tox D30 – 2× tägl.
Verrenken, Verzerren

Aconitum D30 – einmalig
Augenverletzung

Bellis D30 – 2× tägl.
Brustverletzung mit Bluterguß; Schürfwunden

Hypericum D30 – 2× tägl.
Rückenverletzung; Finger-, Zehenquetschung

Zweite Hilfe im Hotel

Acidum sulfuricum D3 – 3× tägl.
Bluterguß

Calendula D4 – 3× tägl.
Rißwunden

Staphisagria D3 – 3× tägl.
Schnittwunden

Bellis D3 – 3× tägl.
Schürfwunden

Ledum D200 – 1× tägl.
Stichwunden

Conium D30 – 2× tägl.
Brustverletzung mit Gewebsverhärtung

Tetanus-Vorbeugung

Arnica D30 – 1× tägl.
bei jeder offenen Wunde; außer:

Hypericum D30 – 1× tägl.
bei Quetschwunden oder Verletzungen der Finger und Zehen

Zusammenstellung der Arzneien

Acidum sulfuricum D3
Aconitum D30
Arnica D30
Bellis D3
Bellis D30
Calendula D4
Conium D30
Cuprum D30
Hypericum D30
Ledum D200
Rhus tox D30
Staphisagria D3

NOTIZEN:

7. Wetter

Unsere Abhängigkeit vom Wetter ist – wie unser Eingebettetsein ins kosmische Geschehen – nicht neu. Neu ist seit wenigen Jahrzehnten die Unbeständigkeit einer Wetterlage, der überraschende Temperaturwechsel, der Schnee im April. Also reisen wir in Gebiete, von denen man weiß, daß dort einigermaßen die Sonne oder der Schnee für Skifahrer garantiert sein wird. Was nicht vermeidet, daß wir in Nizza anstatt der milden Frühjahrssonne Schneepalmen vorfinden oder in den Schneealpen die Frühjahrssonne. Auch die Tropen sind nicht mehr, was sie waren. Regen in der Trockenzeit und Trockenheit in der Regenzeit bedarf keiner Verwunderung mehr. Ziemlich durcheinander das Ganze. Bleibt uns, die leiblichen Störungen solch sphärischer Unordnung mit Hilfe unserer Arzneien auszubügeln!

Föhn

Tuberculinum GT D200 – 1× monatl.
lymphatische Anlage

Crataegus D2 – 3× tägl.
Stirnkopfschmerz, Herzbeklemmung

Gelsemium D30 – 1× bei Bedarf
Bandkopfschmerz, Schwindel, müde, matt, teilnahmslos

Rhododendron D200 – 1× bei Bedarf
Rheuma der kleinen Gelenke

vor Gewitter

Phosphorus D200 – einmalig
fühlt die elektrische Spannung in den Nerven; verkriecht sich in einer dunklen Ecke

Rhododendron D200 – einmalig
fühlt die elektrische Spannung in den Zähnen, in den Gliedern; muß sich bewegen

bei Gewitter

Phosphorus D200 – 1× bei Bedarf
Angst vor dem Blitz; verkriecht sich, bis alles vorüber ist

Natrium carbonicum D200 – 1× bei Bedarf
ängslich bange, übelgelaunt

Sepia D200 – 1× bei Bedarf
verstimmt, aber auch unheimlich fasziniert

trockene Hitze

Natrium muriaticum D200 – 1× tägl.
Wasserstau, Ödeme der Beine, der Hände, im Gesicht

Natrium carbonicum D200 – 1× tägl.
völlig abgespannt, Kopfweh zum Platzen, angstbetonte Niedergeschlagenheit

Lachesis D200 – 1× tägl.
bei tropischer Hitzewelle; Stauung, Beengung, pulsierendes Kopfweh

Kälte, Erkältlichkeit; Kopfschmerz

Aconitum D30 – 1× bei Bedarf
durch trockene kalte Winde, Sturm, Zugluft

Belladonna D30 – 1× bei Bedarf
durch Entblößen des Kopfes, nach Haarwaschen

Hepar sulfuris D200 – 8stündl., 3× insgesamt
durch geringste Zugluft an schönen trockenen Tagen

Silicea D200 – 1× tägl.
durch geringste Zugluft an naßkalten Tagen

Regenwetter, feuchte Wärme

Natrium sulfuricum D200 – 1× tägl.
Asthma oder Ekzem oder Rheuma oder melancholische Schwäche

Schwüle, feuchte Hitze

Gelsemium D30 – alle 3 Std.
müde, schlapp, teilnahmslos; relativ frostig, Bandkopfschmerz

Carbo vegetabilis D30 – alle 3 Std.
Stoffwechsel stockt, Oberbauch aufgebläht, drückt aufs Herz, Atemnot

Crotalus D200 – 1× bei Bedarf
hitzig und aufgeregt oder frostig und kollapsig; Herzdruck, Herzklopfen, Schweiß erlöst

Sonne, Allergie

Natrium muriaticum D200 – einmalig
vorbeugend bei bekannter Neigung; 1 Gabe bei Sonnenbeginn wiederholen

Acidum hydrofluoricum D6 – 2stündl.
wenn die unbedeckten Teile sich röten und brennen; Friesel oder Blasen

Cantharis D200 – 1× bei Bedarf
winzige, heftig brennende Bläschen beim ersten Sonnenstrahl

Sonne, direkte Bestrahlung: Erste Hilfe

Natrium carbonicum D200 – alle 3 Std.
dumpfer schwerer Kopfschmerz, ängstlich verstimmt

Belladonna D30 – alle 3 Std
Blutfülle zum Kopf, pulsierendes Stirnkopfweh bis zum Nacken

Cantharis D200 – alle 3 Std
Sonnenbrand

Glonoinum D30 – alle 3 Std
Sonnenstich, bewußtlos

Natrium sulfuricum D200 – alle 3 Std
mit Schwäche bei hoher Luftfeuchtigkeit

Sonnenbrand

Belladonna D30 – 2stündl.
rot wie eine Tollkirsche, fröstelt, verlangt nach Wärme

Arnica D200 – 6stündl.
nicht vergessen! Körper wie geprügelt, große Angst berührt zu werden

Rhus tox D30 – 2stündl.
heftiger Durst in großen Zügen; ganzer Körper wie zerschlagen

Arsenicum album D30 – stündl.
brennender Durst, aber trinkt nur winzige Schlucke, verlangt nach Wärme

Cantharis D200 – 3stündl.
blasige Haut wie Verbrennung I. Grades

Calendula D4 – 2stündl.
wenn sich die Blasen öffnen

Causticum D200 – 6stündl.
wunde, verätzte Haut wie Verbrennung II. Grades

Sonnenstich

Lachesis D200 – einmalig
immer zuerst geben; danach die entsprechende Arznei

Aconitum D30 – 2stündl.
Unruhe, geht auf und ab; Delir, spricht vom nahenden Tod

Apis D200 – 2stündl.
trockenes Fieber, stechende Kopfschmerzen (Hirnschwellung), Delirium

Lachesis D200 – 3stündl.
dunkelrotes Gesicht, später blaß; panische Angst, Erstickungsgefühl

Glonoinum D30 – 2stündl.
hochrotes Gesicht; Delirium, weiß nicht, wo er ist, möchte nach Hause

Arsenicum album D30 – 2stündl.
kaltschweißiges Totenmaskengesicht; Frost, Angst, will aus dem Bett

Sonne, Hitze, Überwärmung; Kopfschmerz; rot

Aconitum D30 – 2stündl.
hochrot; panische Angst; Schädeldecke hebt sich ab

Belladonna D30 – 2stündl.
kirschrot, eher rundlich; schwitzt; pulsierend

Glonoinum D30 – 2stündl.
blaurot; verwirrt; pochend

Lachesis D200 – 3stündl.
tiefrot; benommen; klopfend

Sonne, Hitze, Überwärmung; Kopfschmerz; blaß

Apis D200 – 2stündl.
motorische Unruhe

Helleborus D30 – 2stündl.
döst vor sich hin oder läuft unmotiviert auf und ab

Zincum valerianicum D30 – 2stündl.
findet keine Ruhe im Bett, muß Beine bewegen

Sonne, zittrige Schwäche bei jungen Menschen

Conium D30 – 1× bei Bedarf
Auslösung!

Schnee

Aconitum D30 – alle 3 Std.
Unterkühlung durch kalten trockenen Nordwind; Schüttelfrost, Zittern, Kopfweh

Camphora D200 – alle 10 Min.
Kälteschock, plötzliche Erschöpfung, Kollaps, Muskelstarre, pulslos

Euphrasia D12 – 2stündl.
Schneeblindheit, Brennen, Sandgefühl, Tränen, Lichtscheue, Schwellung

Wetterwechsel, Durchfall

Dulcamara D30 – 1× bei Bedarf
zu kalt-feucht; oder wenn auf heiße Tage kalte Nächte folgen (Wüste, Berge); oder beim Übergang vom warmen in kalten Raum

Wind, Sturm

Rhododendron D200 – 1× bei Bedarf
davor Nervenziehen in den Zähnen, Unterarmen und Beinen; taub, kribbeln

Natrium carbonicum D200 – 1× bei Bedarf
warme trockene Süd- und Südwestwinde; Kopfschmerz, ängstliche Melancholie

Rhus tox D30 – alle 3 Std.
kalte stürmische Luft; Kopfweh, Erkältung; Cabriofahrer!

Dulcamara D30 – alle 3 Std.
kalte stürmische Luft abends nach einem warmen Tag

Hepar sulfuris D200 – alle 3 Std.
trocken-kalter Wind; Augen entzündet, erkältet, Kopfweh

Spigelia D4 – stündl.
feucht-kalter Wind; linksseitiges Nervenkopfweh, Herz klopft

Calcium phosphoricum D30 – alle 3 Std.
naßkalter Wind; Rheuma der kleinen Gelenke

Reise in kälteres Klima

Dulcamara D30 – alle 3 Std.
Grippe, Rheuma, Durchfall

NOTIZEN:

Zusammenstellung der Arzneien

Acidum hydrofluoricum D6
Aconitum D30
Apis D200
Arnica D30
Arsenicum album D30
Belladonna D30
Calcium phosphoricum D30
Camphora D200
Cantharis D200
Carbo vegetabilis D30
Causticum D200
Conium D30
Crataegus D2
Crotalus D200
Dulcamara D30
Euphrasia D12
Gelsemium D30
Glonoinum D30
Helleborus D30
Hepar sulfuris D200
Lachesis D200
Natrium carbonicum D200
Natrium muriaticum D200
Phosphorus D200
Rhododendron D200
Rhus tox D30
Sepia D200
Silicea D200
Spigelia D4
Tuberculinum GT D200
Zincum valerianicum D30

8. Autoreise

Kaum ist die letzte Kofferraumhöhlung mit Gepäckstücken in letzter Minute ausgestopft, wird der *Calcium*-Mensch nochmals gemütlich Kaffee trinken, wird die *Pulsatilla*-Mutter sich mit einem Seufzer schwer von ihrem Heim lösen, wird der *Arsen*-Vater androhen, daß er in 3 Minuten endgültig losfährt, während die Arsen-Schwiegermutter nochmals ums Haus rast, an allen Türen rüttelt, ob sie auch ja abgeschlossen seien. Die Kinder sitzen seit 1 Stunde im Auto und streiten darüber, wer was wann bekommt, wenn angekommen. Der Hund muß nochmals Pipi, die Katze zur Nachbarin, die Meerschweinchen zur Freundin, der Rhododendron zur Oma. Endlich auf der Autobahn. Die Schwiegermutter wird zu *Hyoscyamus*, schwätzt in einem fort dem Fahrer drein, weiß alles besser, selbst die Fahrroute. Dann wird's dem einen schlecht, der andere ist hungrig, der Opa kriegt seinen Ischias, der Fahrer seine erste Gallenkolik und die *Arsen*-Mutter hat für alle Kügelchen dabei. Wohl bekomm's!

reisekrank; Schwindel, Übelkeit

Cocculus D12 – stündl.
erbricht im Schwall

Petroleum D200 – 1× bei Bedarf
würgt elendig

Arsenicum album D30 – stündl.
würgt sterbenselend

Calcium carbonicum D30 – 1× bei Bedarf
Schwindel, Krankheitsgefühl

Hyoscyamus D30 – 1× bei Bedarf
aufgeregt, geschwätzig, verstimmt, beleidigt

Nackensteife

Zincum D30 – 1× bei Bedarf
Nacken verkrampft, einschießende Stiche am 12. Brustwirbel; Zeichen von Ermüdung!

Aconitum D30 – 1× bei Bedarf
Nervenschmerz in der Schulter durch Zugluft (offenes Fenster)

Kreuzschmerz, Ischias

Bryonia D30 – 1× bei Bedarf

Stiche schießen ins Kreuz, kann sich nicht bewegen; bei Gallenkolik, ausgelöst durch Ärger, den Sie nur mit fletschenden Zähnen beantworten

Rhus tox D30 – 1× bei Bedarf

Steifigkeit im Kreuz, rutscht hin und her; besser bei leichtem Auf- und Abgehen

Nux vomica D30 – 1× bei Bedarf

Harnverhaltung; falls bekannt (Prostata-Leiden), vorher nehmen; Kreuz verkrampft, ausgelöst durch leichte Aufregung über Verkehr und Insassen

Übermüdung des Fahrers

Senega D30 – stündl.

tränende, schmerzende Augen, wie geschwollen; reibt sie ständig

Ruta D30 – stündl.

überanstrengte Augen brennen wie Feuerbälle, jede Faser wie gereizt

Phosphorus D200 – 1× bei Bedarf

übermüdet, erschöpft, wird leichenblaß

Nux moschata D30 – alle 3 Std.

gähnt, gebläht, rülpst

NOTIZEN:

Zusammenstellung der Arzneien

Aconitum D30
Arsenicum album D30
Bryonia D30
Calcium carbonicum D30
Cocculus D12
Hyoscyamus D30
Nux moschata D30
Nux vomica D30
Petroleum D200
Phosphorus D200
Rhus tox D30
Ruta D30
Senega D30
Zincum D30

9. Eisenbahnreise

Eigentlich sollte bei dieser bequemen Transportart nicht viel passieren. Sollten Sie trotzdem empfindlich sein, setzen Sie sich vorsorglich in Fahrtrichtung auf einen Mittelgangplatz und nehmen eine der folgenden Arzneien, bevor Sie den Zug besteigen.

fahrkrank

Tabacum D30 – 1× bei Bedarf
Drehschwindel, Elendigkeit durch Erschütterung des Zuges, vor allem im zu warmen Abteil; Fenster öffnen, Augen schließen!

Cocculus D12 – stündl.
Schwindel durch kurvenreiche Strecke; Kopf und Körper ruhig halten!

Calcium carbonicum D30 – 1× bei Bedarf
Schwindel, Krankheitsgefühl

Platzangst

Cimicifuga D30 – 1× bei Bedarf
Gefühl der Panik

Zusammenstellung der Arzneien

Calcium carbonicum D30
Cimicifuga D30
Cocculus D12
Tabacum D30

NOTIZEN:

10. Fahrradreise

Unsere Jugend hat in der Regel genügend körperliche Kondition, um sich beschwerdefrei in den Sattel zu schwingen und um seelisch entspannt und kostensparend die Umwelt zu erobern. Schlafsack und das Kapitel *Wetter* nicht vergessen! Ältere Menschen sollten sich vortrainieren, ihren Hausarzt konsultieren, gegebenenfalls die Pedalen mäßig betätigen und die folgenden Arzneien beachten. Guten Tritt!

Beschwerden bei Radtouren

Arnica D30 – 1× bei Bedarf
Muskelkater, Radsturz

Cuprum D30 – 1× bei Bedarf
Muskelkrämpfe

Calendula-Salbe – bei Bedarf
empfindlicher Hintern

Rhus tox D30 – 1× bei Bedarf
Achillessehnen überanstrengt, verrenkt, entzündet

Secale D30 – 1× bei Bedarf
taube Zehen durch Unterkühlung

Zusammenstellung der Arzneien

Arnica D30
Calendula-Salbe
Secale D30
Cuprum D30
Rhus tox D30

NOTIZEN:

11. Flugzeugreise

Es ist erstaunlich, wieviele Menschen in den Urlaub fliegen, obwohl sie tausenderlei Ängste und Beschwerden äußern. Etwas muß eine magische Anziehungskraft besitzen, das über die Vernunft siegt: Der Urlaubsort, das Gefühl des Jettens oder die Flucht vor dem Alltag. Das moderne Leben überfordert uns. Und doch vergessen wir, daß es der Mensch selbst ist, der die Forderungen erschafft und obendrein kompliziert. Deswegen nehmen unsere Arzneien an Wichtigkeit zu. Etwas zum Nachdenken, wenn angekommen. Guten Flug!

Angst vor dem Fliegen

Ignatia D30 – 1× abends zuvor und morgens
und eventuell 1 Stunde vor dem Start; unbegründete Angst

Cimicifuga D30 – 1× vor dem Start und bei Bedarf
Gefühl der Panik wegen Platzangst

Landen und Starten

Belladonna D30 – 1 Stunde vor Bedarf
Ohrendruck, Kopfdruck, Übelkeit

Chininum sulfuricum D30 – 1× je vorher
Ohrensausen

Borax D30 – 1× bei Bedarf
Angst vor der Landung; Abwärtsbewegung!

Bewegungskrankheit

Cocculus D12 – stündl.
mehr Schwindel, besonders nach vorheriger Übermüdung

Petroleum D200 – 1× vor Abflug
mehr Übelkeit bei Turbulenzen, etwas Essen lindert

Nux vomica D30 – 1× bei Bedarf
mehr Brechreiz durch Schwindel wie trunken, v.a. nach Essen und Ärger

Zeitverschiebung bei Fernflügen (Jet lag)

Eupatorium D200 – einmalig
Muskeln müde, steif, Knochen wie zerschlagen

Nux vomica D30 – 1× tägl.
Schädel brummt wie verkatert

Cocculus D12 – 1× tägl. morgens
Schwindel durch Übernächtigung, besonders bei Flügen gegen die Sonne

Zusammenstellung der Arzneien

Belladonna D30
Borax D30
Chininum sulfuricum D30
Cimicifuga D30
Cocculus D12
Eupatorium D200
Ignatia D30
Nux vomica D30
Petroleum D200

NOTIZEN:

12. Schiffsreise

Fähre, Schiffsausflug oder Kreuzfahrt, nichts ist so niederschmetternd, jämmerlich und situationsverderbend wie die Seekrankheit. Nehmen Sie chemische Mittel (Antihistaminica), dann sind Sie für den Rest des Tages dusselig und müde, nehmen Sie rundweg nichts, dann mögen Sie sich auf Deck im Liegestuhl verkriechen und kleine Schlucke Champagner süffeln. Das hilft auch. Nur nach einer Weile sind Sie ebenso dusselig und müde wie durch chemische Mittel. Hoffen wir, daß der Wunsch nach Wohlbefinden auch den Hartnäckigsten von unseren vorbeugenden, rasch helfenden und nebenwirkungsfreien Arzneien überzeugt. Schiff ahoi!

seekrank

Tabacum D30 – 1× bei Bedarf

Drehschwindel, schließt die Augen; krampfiges Erbrechen, blaßblaue Lippen

Petroleum D200 – 1× bei Bedarf

Auf- und Abschwindel, Übelkeit, würgendes Erbrechen durch das Stampfen des Bugs

Cocculus D12 – stündl.

Schwindel beim Kopfheben, bei Bewegung; schwallartiges Erbrechen durch das Schlingern des Schiffes; flach hinlegen und ruhighalten!

Zusammenstellung der Arzneien

Cocculus D12
Petroleum D200
Tabacum D30

NOTIZEN:

13. Camping

Das moderne Camping auf dafür vorbestimmten Plätzen zwischen Wohnwagen und Campingbussen ist nichts anderes als eine Verlagerung des Haushaltes in eine Sardinenbüchse mit eingebautem Lärmversorger. Etwas für *Sulfur*-Menschen, in der Tat! Vergeblich suchen Nicht-Sulfuriker die Stille, die Romantik, den seelischen Hochgenuß des wilden Campens, das auch heute noch möglich ist. Man darf sich nur nicht erwischen lassen. Für den Zivilcouragisten sind die folgenden Arzneien gedacht.

bei Feuchtigkeit, Regenwetter

Natrium sulfuricum D200 – 1× tägl.
Asthma oder Rheuma oder romantisch-melancholische Schwäche

Dulcamara D30 – 3stündl.
Unterkühlung, Erkältung, steife Lenden, Hexenschuß

Nesselsucht durch Nesseln oder Gras

Apis D200 – 1× bei Bedarf
Brennen durch Kälte besser

Urtica D200 – einmalig
Brennen durch Wärme besser

Vipernbiß

Ledum D200 – stündl.
Folge von Stich; Bißstelle mit scharfem Messer sofort tief ausschneiden!

Arsenicum album D30 – stündl.
bei großer ruheloser hinfälliger Schwäche

Vipera D30 – stündl.
bei Herzbeschwerden

Belladonna D30 – einmalig
zur Beruhigung des Betroffenen nach den obigen Arzneien

NOTIZEN:

Zusammenstellung der Arzneien

Apis D200
Arsenicum album D30
Belladonna D30
Dulcamara D30
Ledum D200
Natrium sulfuricum D200
Urtica D200
Vipera D30

14. Im Gebirge

Ein Kapitel für Bergsteiger und Skifahrer. Wer in den Bergen wandert, ist meist erfahren und weiß genau, welche Gefahren drohen und welche Arzneien deren Ausbruch vermeiden oder deren Folgen mildern. Unter den Skifahrern sind jedoch jährlich viele Neulinge, denen die Tücken des Schnees nicht vertraut sind. Mit den erwähnten Arzneien können Sie reichlich vorbeugen und sich und anderen helfen, während die Umstehenden höchstvorsorglich am Hüttenabend ausschließlich darüber zu reden vermögen. Handeln zu dürfen, wo Handeln nötig wird, hinterläßt ein gutes Gefühl, über das wir nicht zu reden brauchen!

Angst, von Höhen hinunterzuschauen

Argentum nitricum D200 – 1× bei Bedarf
„Hochhaus-Syndrom", Tiefe zieht an, fährt in den Magen

Ferrum D200 – 1× bei Bedarf
von Brücken auf stehendes oder fließendes Wasser

Augenentzündung

Aconitum D30 – einmalig
zugige, kalte, trockene Luft; oder durch Fremdkörper!

Belladonna D30 – 1× bei Bedarf
grelles Licht, grelle Sonne, durch Schnee reflektierte Sonne; Augen rot, heiß, weite Pupillen

Apis D200 – 1× bei Bedarf
rote, brennende, stechende Augen

Euphrasia D12 – 2× tägl.
Stechen, Brennen, Sandgefühl, Tränen, Lichtscheue, Schwellung; schneeblind!

Ohrenschmerzen durch Skifahren

Dulcamara D30 – 2× tägl.
bei feucht-kalter Witterung

Hepar sulfuris D200 – alle 8 Std., 3× insgesamt
bei trocken-kalter Witterung

Erschöpfung beim Bergsteigen

Arnica D30 – stündl.

Anhäufung von Stoffwechselgiften; Milchsäure steigt, Blutzucker sinkt; zerschlagen, Puls und Atem beschleunigt, erhöhte Temperatur

beachte: *erst ausruhen, dann absteigen! viel Tee und Säfte zum Nierenspülen!*

Erschöpfung bei Skilangläufern, Abfahrtsläufern

Arnica D30 – 1× stündl.

Muskeln steif, schmerzen, krampfen; zusätzlich:

Strophantus D200 – einmalig

bei schwerem Atem, schnellem Puls, Erregung

beachte: *erst absteigen, dann ausruhen! viel Tee und Säfte zum Nierenspülen trinken!*

Frostbeulen, Erfrierungen

Secale D30 – stündl.

abgestorbene Finger und Zehen, bleich, gefühllos, geschwollen

Arsenicum album D30 – stündl.

abgestorbene Glieder, Kälteschauer; Brennen der abgestorbenen Teile nach leichter Erwärmung

Agaricus D4 – 3× tägl.

juckt wie mit tausend Eisnadeln, vor allem nachts; auch vorbeugend

Abrotanum D3 – 3× tägl.

flohstichartige Schmerzen, feinste Venenzeichnung sichtbar

Petroleum D200 – 1× tägl.

sehr schmerzhaft, sieht übel aus; alte Frostbeulen, jährlich aufblühend

rascher Höhenwechsel

Coca D30 – alle 3 Std.

Höhenkoller bis ca. 2500 m Höhe; rauschartig benommen, Herz klopft und klemmt, Ohrensausen, ungerichtete ziellose Angst

Coca D2 – alle 15 Min.

Höhenkoller über ca. 2500 m Höhe; auch vorbeugend zu nehmen

Arsenicum album D30 – stündl.

anstatt Coca oder bei Lebensgefahr (alle 10 Min. geben)

Sulfur D200 – alle 3 Std.

nach Arsen, wenn die rauschartigen Beschwerden vorüber sind

Crataegus D2 – alle 10 Min.
matt, müde, zerschlagen; niedergeschlagen, ängstlich, reizbar; Kopf, Herz und Brust beklommen; Herz pocht, stolpert verlangsamt

Kälteschock

Aconitum D30 – 2stündl.
durch trocken-kalten Nordwind; Schüttelfrost, Zittern, Kopfweh

Camphora D200 – alle 10 Min.
plötzliche Erschöpfung, Kollaps, Muskelstarre, pulslos

reisekrank im Lift

Argentum nitricum D30 – 1× bei Bedarf
Magen hebt sich oder senkt sich

Borax D30 – 1× bei Bedarf
Angst bei jeder Abwärtsbewegung

Schrunden durch Kälte

Antimonium crudum D30 – 2× tägl.
Lippen, Hände, Füße, Fersen reißen ein

Natrium muriaticum D200 – einmalig
Riß in der Mitte der Unterlippe

Verstauchung, Verrenkung

Rhus tox D30 – stündl.
falls geschlossene Verletzung

Arnica D30 – stündl.
falls offene Verletzung; bandagieren!

NOTIZEN:

Zusammenstellung der Arzneien

Abrotanum D3
Aconitum D30
Agaricus D4
Antimonium crudum D30
Apis D200
Argentum nitricum D30
Arnica D30
Arsenicum album D30
Belladonna D30
Borax D30
Camphora D200
Coca D2
Coca D30
Crataegus D2
Dulcamara D30
Euphrasia D12
Ferrum D200
Hepar sulfuris D200
Natrium muriaticum D200
Petroleum D200
Rhus tox D30
Secale D30
Strophantus D200
Sulfur D200

15. Wanderung

Radler, Wildcamper und Wanderer sind der Natur am nächsten, atmen die Kraft der Schöpfung und spüren, wie der Schöpfergeist ihre Seele erfüllt. Damit dieser seltene Genuß nicht von Schmerzen getrübt wird, pflegen Sie Ihre Füße mit Arnika-Gel oder Ruta-Öl, mit Schafswollsocken und kurz geschnittenen Zehennägel. Im Rucksack tragen Sie sicher schon *Tabacum D30* oder Traubenzuckerwürfel für den „Spontanhypo" (Unterzuckerung) mit sich, der sich mit Schwindel und Energieabfall bemerkbar macht. Bei heißem Wetter sollten Sie daran denken, Ihren Durst nur durch Quellwasser, mit einer Prise Salz versetzt, zu löschen. So gerüstet brauchen Sie die angeführten Arzneien wahrscheinlich nur für die Unvorbereiteten. Viel Freude!

Blasen

Cantharis D200 – einmalig
Blase nicht aufstechen, falls bereits offen, nicht die Haut abziehen, dient als Infektionsschutz! Eiskalte Umschläge erlaubt

Sehnen

Rhus tox D30 – 2× tägl.
Zerrung der Achillessehne, Entzündung der Kniescheibensehne
beachte: *mit Arnica-Gel oder Ruta-Öl einreiben, bandagieren!*

Muskeln

Arnica D30 – stündl.
Muskelkater
Cuprum D30 – 1× bei Beadarf
Muskelkrämpfe

Verletzung durch Nesseln

Urtica D200 – einmalig
Jucken, Brennen

Zusammenstellung der Arzneien

Arnica D30
Cantharis D200
Cuprum D30
Rhus tox D30
Urtica D200

NOTIZEN:

16. Am Wasser

Da wo wir den Urelementen Wasser, Erde, Luft und Feuer (Sonne) am nächsten sind, fühlen wir uns auf unerklärliche Weise geborgen. Der See- oder Meeresaufenthalt mit seiner ozon-, mineral- und spurenelementreichen Luft kann eine wahre Regenerationskur sein, wenn wir volle Strände, Überhitzung und Unterkühlung *(siehe Kapitel Wetter)* meiden. Deshalb habe ich hierunter nur die ungewöhnlichen Beschwerden angeführt. Gute Erholung!

Erste Hilfe bei Ertrunkenen

Lachesis D200 – einmalig
noch vor künstlicher Beatmung Nase und Lippen damit befeuchten

Schwimmen, Muskelkrampf

Cuprum D30 – einmalig
auf dem Rücken ans Ufer treiben und fest massieren

Schwimmen, Verletzung durch Quallen

Rhus tox D30 – 2× tägl.
Jucken, Brennen, Bläschen, Fieber

Schwimmen, Unterkühlung

Antimonium crudum D30 – 2× tägl.
Kälteschauer, Kopfweh, Nierenschmerz, Durchfall, Fieber

Unverträglichkeit von Meeresluft

Natrium muriaticum D200 – 1× bei Bedarf
zu salzhaltige Meeresluft; Bronchitis, Asthma, Ekzem, Kopfschmerz

Natrium sulfuricum D200 – 1× bei Bedarf
zu feucht-warme Meeresluft; Bronchitis, Asthma, Ekzem, Durchfall, Rheuma

Jodum D200 – 1× bei Bedarf
zu warme jodhaltige Meeresluft am Strand; Bronchitis, Asthma, Erregung, Aufregung

Bromum D200 – 1× bei Bedarf
zu warme oder zu kalte Meeresluft, aber eine Bootsfahrt bessert; Katarrh, Unruhe

Stiche, Bisse durch Wassertiere

Ledum D200 – 1× tägl.
Stacheln entfernen, Wunde mit:
Calendula-Salbe – 2× tägl.
einreiben und verbinden
Silicea D200 – 1× tägl.
wenn Stachel abbricht, zurückbleibt, sich entzündet

Zusammenstellung der Arzneien

Antimonium crudum D30
Bromum D200
Calendula-Salbe
Cuprum D30
Jodum D200
Lachesis D200
Ledum D200
Natrium muriaticum D200
Natrium sulfuricum D200
Rhus tox D30
Silicea D200

NOTIZEN:

17. In den Tropen

Tropenreisende wohnen gewöhnlich in international gekühlten Hotels mit westlicher Küche. Das ist ganz und gar gegen den Sinn der Anpassungsfähigkeit unseres Körpers. Denn gelegentlich müssen Sie das Hotel verlassen und setzen sich mehr Temperaturschwankungen aus, wie sie dort üblich sind. Die Folge sind hartnäckige Nebenhöhlenentzündungen, Bronchitis und Nierenschmerzen. Anstatt der Reise-Fibel sollten Sie eher die *Hausapotheke* mitnehmen. Denn auch die Folge westlicher Küche in tropischen Ländern endet mit raschem Durchfall und reichlich schwarzem Teegenuß. Jetzt sind Sie so sehr in Ihrer Körperlichkeit behindert, daß Sie am liebsten abreisen möchten. Das muß aber nicht sein, wenn Sie einige Hinweise einigermaßen befolgen: Meiden Sie Zucker, Süßes, Frischmilch und unreife Mango (Ruhrgefahr); trinken Sie viel Limonensaft und andere Obstsäfte, an heißen Tagen um eine Prise Salz bereichert. Essen Sie, was landesüblich ist, schauen Sie dem Volk in den Kochtopf oder speisen Sie in einheimischen Restaurant, wobei Sie die Hauptmahlzeit auf abends verlegen. Grüner Chili (Cayenne-Pfeffer), der bereits auf allen Restauranttischen steht, ist eine Labsal für Kreislauf und Verdauung, wenn Sie ihn unter die Speisen mischen. Dazwischen oder anstatt einer Mahlzeit führen Sie sich einheimisches Obst zu, vor allem Melonen (nur eine Sorte auf einmal!). Körnerfutter, Müsli oder sonstige häusliche Angewohnheiten lassen Sie zu Hause! – Vor den Folgen der Sonne schützen Sie sich unter anderem mit orangefarbener oder orangegestreifter Kleidung. Guten Aufenthalt!

Amöbenruhr (Bakterienruhr), akut

Cantharis D200 – 3stündl.
ausgelöst durch verunreinigtes Trinkwasser; Durchfälle und Leibschmerzen; weiße blutige schleimige Schabsel, heftiger Dauerkrümmkrampf

Colocynthis D200 – stündl.
blutige schleimige Stühle, Krümmkrämpfe nur während des Stuhls

Colchicum D30 – stündl.
wäßrig, blutig, Blähbauch, Kolik und Afterkrampf nach dem Stuhl

Amöbenruhr, fortgeschritten

Arsenicum album D30 – stündl.
wenig, unverdaut, schleimig, blutig; Durst auf kleine Schlucke, ruhelos

Mercurius corrosivus D30 – stündl.
blutig, wund, messerscharfe Krämpfe, anstrengende Entleerung, Gefühl „nie fertig" zu sein

Sulfur D200 – stündl.
plötzlich, frühmorgens, spärlich, wäßrig, blutig; Dauerkrämpfe

Nux vomica D30 – stündl.
häufiger Drang; Krämpfe besser nach Stuhl

Rhus tox D30 – stündl.
wäßrig, aashaft stinkend; heftige Schmerzen die Oberschenkel hinunter

Lachesis D200 – 3stündl.
stinkend, dunkelblutig; Afterkrampf

Baptisia D6 – stündl.
hinfällig, stinkt; Krämpfe ohne Schmerz

Cholera, akut

Sulfur D200 – alle 2 Std.
solange bis der Schweiß kommt; unterbricht den Krankheitsprozeß

Veratrum album D30 – alle 15 Min.
Reiswasser oder Spinatstühle, gleichzeitig Erbrechen, Vergehen während, Ohnmacht nachher, schneidende Krämpfe vorher, blaues Gesicht, kalter Schweiß, kalte Körperoberfläche, inneres Brennen, deckt sich ab

Arsenicum album D30 – alle 15 Min.
spärliche, braungelbe, grüne Stühle, Durst auf kleine Schlucke, ruhelose Angst

Cuprum D30 – alle 15 Min.
Krämpfe überall, Trockenheit, Blaufärbung der Haut, vergebliches Würgen

Jatropha D30 – alle 15 Min.
Erbrochenes ist zäh, eiweißartig; Krämpfe, Kälte

Camphora D200 – alle 5 Min.
plötzlich kraftlos, blau, eiskalt, trocken, steif, quiekt, vom Magen steigt Brennen auf, Zunge kalt, Kollaps, Wärme erleichtert

Dengue-Fieber (Siebentagefieber)

Eupatorium D200 – notfalls 1 bis 2× tägl.
Serum-Typ 1 bis 3; akutes hohes Fieber, Muskeln und Knochen wie zerschlagen (engl.: break-bone fever); Fieberrücklauf spätestens am 3. Tag; 3. bis 5. Tag eventuell masern- oder scharlachähnlicher Ausschlag

Crotalus D200 – notfalls 2 bis 3× tägl.
Serum-Typ 2 bis 4 (hämorrhagisch; Sterblichkeit um 50%); ab 7. Tag wieder Fieber, Blutungen aus allen Körperöffnungen (und in allen Organen)

Dengue-Fieber, Vorbeugung

Staphisagria D12 – 1× tägl. morgens
schützt vor Stichen der Aëdes-Mücke

Filariose (Wuchereria, Brugia, Loa loa)

beachte: *grüner Chili hält die Hautwürmer, deren Larven durch Insekten übertragen werden, fern oder verjagt sie!*

Hydrocotyle D4 – 3× tägl.
bei weichen Gewebsschwellungen (Elephantiasis arabum)

Silicea D200 – 1× wöchentl.
bei verhärteten Gewebsschwellungen

Gelbfieber, akut

Aconitum D30 – 3stündl.
plötzlich hohes trockenes Fieber, Frost, springender Puls, ruhelos

Gelsemium D30 – 3stündl.
dunkelrotes Gesicht, Bandkopfschmerz, dumpf, benommen

Belladonna D30 – 3stündl.
purpurrotes Gesicht, schwere pulsierende Kopfschmerzen, dampft feucht

Bryonia D30 – 3stündl.
nach Aconit; hohes Fieber, übel, erbricht bei geringster Bewegung

Ipecacuanha D4 – alle 10 Min.
Erbrechen in den ersten Stadien bei sauberer Zunge und ständiger Übelkeit

Camphora D200 – alle 15 Min.
Kälte des ganzen Körpers, Kollaps

Gelbfieber, spätere Stadien

Arsenicum album D30 – 3stündl.
anhaltendes schwarzes blutiges Erbrechen; Gesicht gelb, Brennen

Lachesis D200 – 3stündl.
erbricht, empfindlicher Bauch, braune Zunge; Delirium, langsame Sprache

Acidum sulfuricum D30 – 3stündl.
blutet schwarz, schwitzt stark, erschöpfend; stinkende Stühle

Crotalus D200 – 3stündl.
erbricht schwarze Masse, blutet aus allen Öffnungen, gelbe Haut, Sepsis

Carbo vegetabilis D30 – 2stündl.
3. Stadium; Kollaps, Kälte, stinkende Absonderungen, große Schwäche

Gelbfieber, Vorbeugung

Crotalus D200 – 1× alle 6 Wochen
vorort viel Limonensaft trinken

Staphisagria D12 – 1× tägl. morgens
schützt vor Stichen der Aëdes-Mücke

tropische Grippe

Eupatorium D200 – 1× tägl.
häufigste Arznei! wie rheumatisches Fieber; Muskeln, Knochen und Gelenke wie zerschlagen

Malaria, akut

China D4 – 3× tägl.
„Tertiana"; unregelmäßige Anfälle von kurzem Frost und durstlosem Fieber

Nux vomica D30 – 2× tägl.
Frost täglich spätnachmittags, blaue Fingernägel, durstlos; Magen-Darm-Beschwerden

Arsenicum album D30 – 2× tägl.
starke anhaltende Anfälle, Typho-Malaria, Brennen, Durst, Angst

Eupatorium D200 – 1× tägl.
wechselhafte Anfälle, Frost im Rücken, Schädeldach drückt, zerschlagen

Gelsemium D30 – 2× tägl.
v. a. Kinder; aufsteigender Frost, will sich festhalten wegen Schütteln

beachte: *falls möglich aus Enzianwurzel, 3 gr. pro Tasse, einen kalten Auszug zubereiten, der 4 Std. zieht; filtern vor Trinken*

Malaria, Vorbeugung

Natrium muriaticum M – einmalig
1 Woche vor Abreise, nach 8 Wochen bedarfsweise wiederholen

Staphisagria D12 – 1× tägl. morgens
schützt vor Stichen der Anopheles-Mücke

Schlafkrankheit (West- und Zentralafrika)

Nux moschata D200 – 1× tägl.
vorbeugend Muskatnuß lutschen!

Staphisagria D12 – 1× tägl. morgens
schützt vor Stichen der Tsetse-Mücke

Schlangenbiß

Ledum D200 – einmalig
Folge von Stich; Bißstelle mit scharfem Messer sofort tief ausschneiden!

Arsenicum album D30 – ständl.
bei großer ruheloser hinfälliger Schwäche

Lachesis D200 – 1 × bei Bedarf
bei Herzbeschwerden

Vipera D30 – stündl.
bei Biß durch Viper

beachte: *Golondrina-Tinktur auf alle Wunden geben; bei Klapperschlangenbiß Indigo-Pulver verwendet, bei Mokassin- oder Buschmeisterschlange Cedronsamen auf die Wunde geben und gleichzeitig kauen*

Spinnenbiß

Tarantula cubensis D12 – stündl.
bis zum Aufsuchen eines örtlichen Arztes; notfalls auch:

Ledum D200 – stündl.
als Folge von Stich verstanden

Skorpionstich

Scorpio C200 – einmalig
Stachel entfernen, Meersalz oder auch Kochsalz als Paste auf die Wunde! (Hersteller: Stauffen-Pharma, Göppingen)

Typhus, akut

Sulfur D200 – alle 10 Min.
solange bis der erleichternde Schweißausbruch eintritt

Baptisia D6 – 3stündl.
dumpfer Ausdruck, alles stinkt, Delir: „als sei er in Stücke zerfallen"

Rhus tox D30 – 3stündl.
rotes Dreieck Zungenspitze, ruhelos, Kinnzittern, Stuhl unwillkürlich

Bryonia D30 – 3stündl.
alles schmerzt bei geringster Bewegung, Delirium: „möchte nach Hause"

Arnica D30 – 3stündl.
ähnlich Baptisia; wie geprügelt, Hautblutungen, Stuhl und Urin gehen unwillkürlich ab, Gleichgültigkeit, Stupor, Starre

Zusammenstellung der Arzneien

Acidum sulfuricum D30
Aconitum D30
Arnica D30
Arsenicum album D30
Baptisia D6
Belladonna D30
Bryonia D30
Camphora D200
Cantharis D200
Carbo vegetabilis D30
China D4
Colchicum D30
Colocynthis D200
Crotalus D200
Cuprum D30
Eupatorium D200
Gelsemium D30
Hydrocotyle D4
Ipecacuanha D4
Jatropha D30
Lachesis D200
Ledum D200
Mercurius corrosivus D30
Natrium muriaticum M
Nux moschata D30
Nux vomica D30
Rhus tox D30
Scorpio C200
Silicea D200
Staphisagria D12
Sulfur D200
Tarantula cubensis D12
Veratrum album D30
Vipera D30

NOTIZEN:

ZWEITER TEIL

Die Arznei

1. Abrotanum

Die *Eberraute*, eine *Artemisia* ist uns als „homöopathisches Freßmittel“ bei appetitlosen Kindern bekannt. Heute lernen wir ihre Anwendung bei Frostbeulen und Erfrierungen mit flohstichartige Schmerzen, wenn diese feinste Venenzeichnung aufweisen.

2. Acidum carbolicum

Die *Karbolsäure* oder besser das *Phenol* scheint bei Mückenstichen immer häufiger angezeigt. Vor allem bei den durch Kriebelmücken verursachten Stichen. Es bilden sich Bläschen, die bei Berührung heftig brennen, dann Eiter auf dem Stich und rasch droht eine Blutvergiftung. Unterscheiden Sie gewissenhaft von der *Lachesis*-Blutvergiftung, die ja auf dem Stich keine Bläschen aufweist und in der Farbe blaurot erscheint. Bei Geschwüren mit starker Verschorfung, wie sie sich bei Verbrennungen III. Grades bilden, reagiert *Phenol* als Arznei ebenso hervorragend.

3. Acidum hydrofluoricum

Die *Flußsäure* hat sich bei der Sonnenallergie bewährt, wenn sich die unbedeckten Hautstellen des Körpers mit juckenden Frieseln oder mit einem blasigen Ausschlag bedecken und heftig brennen. Auch der „Fußpilz“ mit seinen Blasen zwischen den Zehen reagiert heilend auf diese Arznei.

4. Acidum phosphoricum

Schwindel, Übelkeit, Erschöpfung, Enttäuschung junger Menschen nach Sexspielchen ist der angezeigte Bereich für die *Phosphorsäure*. Den Ausdruck des Kummers unterscheiden Sie von anderen Kummer-Arzneien durch die enorme Apathie des Betroffenen. An nichts nimmt er mehr teil, zieht sich zurück und schweigt. Sie können ihn auch nur schweigend wissen lassen, daß Sie für ihn da sind. Falls er doch darüber reden will.

5. Acidum sulfuricum

Die *Schwefelsäure* in D3 ist die bewährte Arznei für Blutergüsse mit einem ausgefransten Rand (glatter Rand: *Ledum*!), gleichgültig ob als „blaues

Auge“ oder als Folge eines Schienbeintrittes. In D30 ist sie fürs Gelbfieber in späteren Stadien nützlich, wenn der Betroffene schwarz aus allen Löchern blutet, stark und erschöpfend schwitzt und stinkende Stühle entleert. – Unter uns: Falls Sie ein Familienmitglied mitschleppen, das sich zu sehr dem Alkoholgenuß verschreibt, hilft sie manchmal in D30 mit einer abendlichen Geheimgabe in irgendein Getränk, unters Essen oder in die Suppe gemischt. Zumindest verringert sie den Genuß, den Konsum und fördert durch frühzeitiges Erbrechen eine gewisse Abneigung gegen die Urlaubssucht.

6. Aconitum

Sturmhut ist der Volksname für eine Arznei, die dann ihre glorreiche Verwendung findet, wenn eine Beschwerde stürmisch beginnt. Sei es das Fieber, die Kolik, die Grippe oder ein sonstiger Schmerz. Am Beginn der Störung ist sie ganz besonders effektiv. Wenn Sie zu lange zuwarten, verliert sie ihre Heilkraft, und Sie müssen verzweifelt nachdenken, welche Arznei den Beschwerden wohl jetzt entspricht. Das können Sie vermeiden! Lieber einmal umsonst aus Vorsicht, als zu spät mit Nachsicht.

7. Aethusa

Die *Hundspertersilie*, die große Arznei gegen Milchunverträglichkeit unserer Kinder, wirkt bei diesen auch gegen Magenkrämpfe, schleimigen oder grün-wäßrigen Durchfall und Erbrechen großer saurer Brocken im Sommer, auch ohne Milchgenuß, wenn sie danach gleich wieder Hunger äußern. Während wir noch mitleiden, uns das Hirn zermürben, wo das wohl herkomme und uns wundern, tun sie so, als sei nichts geschehen. – Im Fieber krampfen die Kinder und verdrehen ihre Augen nach unten. Zu gering beachtete, zu wenig angewandte Arznei!

8. Agaricus

Frostbeulen und Erfrierungen durch Radtouren zu ungewöhnlicher Winterszeit, durch Schneewandern oder Skiurlaub können Sie mit dem *Fliegenpilz* günstig vorbeugen oder Einhalt gebieten, wenn diese jucken wie mit tausend eisigen Nadeln, besonders wenn Sie nächtlicher Ruhe bedürften.

Sicherlich haben Sie solche Eisnadelstiche schon als Vorgeschmack an Ihren Ohren im eiskalten heimischen Winter erlebt und können die Empfindung gut nachvollziehen.

9. Ailanthus

Wie *Aethusa*, so ist auch der *Götterbaum* eine Arznei für Durchfall und Erbrechen bei Kindern im Sommer. Alles entwickelt sich schleichend: Das Fieber, die Blutvergiftung, der ganze bösartige Verlauf. Das Gesicht ist erst hochrot, dann blaß und bläulich. Das Fieber wechselt mit Frostschauern. Kalte Schweiße und Schwäche des Kreislaufs markieren die Schwere der Störung. Nur wenn Sie die Ruhe der Überlegenheit bewahren, ersparen Sie Ihrem Kind einen Krankenhausaufenthalt in der Fremde.

10. Aloe

Diese *Kaktee* schätze ich als die erste Reisearznei für Verdauungsbeschwerden unterwegs. Die Umstellung der Kost in fremden Ländern östlicher und westlicher Hemisphäre wird mit Völlegefühl und kollernden Blähungen beantwortet und begleiten geräuschvoll die durchfällige Entleerung Ihres Stuhlgangs. Auch als Mann ist es günstig, dünne Periodeneinlagen in die Unterhose zu kleben, denn selbst ein kleiner windiger Bubs schleudert Substanz nach außen. Gehen und schlafen Sie mit „Carefree“ anstatt die Tage mit Unterhosenwaschen zu verbringen. Und essen Sie danach nur, was Ihnen die Einheimischen empfehlen!

11. Ambra

Wenn Sie der Ausscheidung des *Pottwals* bedürfen, haben Sie mit Sicherheit Ihre Sorgen nicht mit dem Verschließen Ihrer Wohnung abgelegt. Solches unbewußte Verhalten gegen die Natur der Urlaubsidee läßt dann seltsame Früchte sprießen, wie ungewohnte, ausgefallene Übelkeit nach gewohntem oder ungewohntem Rauchen. Außerdem stört der Zustand Ihren Schlaf und Ihre klaren Gedanken, die nach kreativer Entspannung verlangen. Falls Sie auf die Arznei in D3 nicht ansprechen, versuchen Sie mal die D30. Eine Empfehlung aus meiner weitgereisten Erfahrung!

12. Anacardium

Erschöpfung durch überschäumende Liebesspiele der Erwachsenenwelt. Diese Anwendung der *Tintennüsse* ist uns völlig neu. Hat aber ihre Wirkung. Einfach ausprobieren!

13. Anthracinum

Diese Arznei ist eine Nosode aus tierischen Krankheitsprodukten des *Milzbrandes*. Chronische, bösartige Eiterungsprozesse und vor allem das Karbunkel sind ihre Anzeigen. Eine schwarze Eiterkrone ist ein wesentlicher Hinweis, zusammen mit einem heftig brennenden, tödlichen Schmerz.

14. Antimonium crudum

Abkühlungen, Unterkühlungen von außen als Dusche, Strand- oder Schwimmbad von innen als kaltes Essen und Trinken an heißen Tagen sind die Auslöser für den Gebrauch der Arznei aus dem *Grauspießglanz*. Ganz allmählich entwickeln sich Kälteschauer, Kopfweh, Nierenschmerz, Durchfall und Fieber. Kinder erbrechen im Sommer nach kaltem Essen, nach sauren Speisen (trotz Verlangen) und nach Magenüberfüllung. Der Erwachsene neigt dazu, sich mit Essen geradezu zu überladen, und wir wissen schon, wie rüpelhaft er danach rülpsen kann. Eine dick weiß belegte, wie mit Kalk angestrichene Zunge ist bei allen Beschwerden ein führender Hinweis. Im Winterurlaub bilden sich durch die Kälte häufig Schrunden an Lippen, Händen, Füßen und Fersen, die schmerzhaft einreißen. Eine unentbehrliche Reisearznei für Jung und Alt, für Heiß und Kalt!

15. Apis

Merken wir uns bei der *Biene*, daß sie als Arznei dann angezeigt ist, wenn eine Allergie, ein Stich oder eine Entzündung hellrot, heiß brennend, stechend, trocken und gedunsen ist. Wie eben ein Bienenstich aussieht. Im Fieber ist der Bedürftige unruhig, benommen, trocken und durstlos (!). Beim Sonnenstich finden wir dieselben Charakteristika, allerdings durch die Hirnschwellung in stärkerer Ausprägung mit stechenden Kopfschmerzen, Phantasieren und motorischer Unruhe. Auch der Beginn einer Augenentzündung durch grelle Sonne im Gebirge beim Wandern oder Skifahren spricht auf diese Arznei sehr gut an.

16. Argentum

Silber in homöopathischer Dosis packen Sie nur in Ihr Gepäck, falls Sie zu Heiserkeit neigen, wobei ein rauhes Brennen und ein loser stärkeartiger Schleim die Empfindung des Rachens einnehmen. Die Aufregung im Bild des Menschen ist von Schwäche, Zittern begleitet und noch tiefgreifender als bei jenem, der durch das folgende *salpetersaure Silber* beruhigt wird.

17. Argentum nitricum

Wenn Sie einen Hektiker ungerichtet durch die Gegend hechten sehen, so hat er bestimmt einen festen Termin, den er zu verpassen glaubt. Das sind die Menschen, die immer viel zu früh am Bahnsteig, an der Bushaltestelle, am Flughafen, beim Arzt- oder Frisörtermin alle Umwelt nervös machen. Es verwundert mich, daß sie trotz ihrer Hektik zu früh ankommen, denn unterwegs stolpern sie über Treppen und Bordsteinkanten, die Reisetasche fällt ihnen aus der Hand, so daß die Flasche Wein darin das Gepäck durchdrängt oder der Koffer öffnet sich, nachdem er in der Eile nicht reisegerecht verschlossen war. Das Schlimmste aber ist ihre ständige Ausschau nach einer Toilette, denn ihre Nerven können weder Stuhl noch Urin halten, besonders wenn sie zu Hause noch schnell Süßes genascht haben, was sie so gern tun und nicht vertragen. Das Essen dieser dünnen vertrockneten Menschen fällt buchstäblich zum After durch, von wo es mit Getöse in die Schüssel spritzt. Haben sie mal eine durchfallfreie Pause, so bläht sich nach dem Essen ihr Bauch wie eine Trommel auf, wobei das Aufstoßen keine Erlösung bringt. Nur die geballte Faust, unter den Gürtel gepackt, mäßigt das Völlegefühl. Ihren Urlaubsort sollten sie so wählen, daß sie weder einen Lift benötigen, noch irgendwelche Höhen erklimmen müssen. Da fährt nämlich die Angst in ihren Magen, die Knie schlottern, die Umwelt dreht sich, bis sie haltlos in Ohnmacht fallen. In flachen Fluren haben sie ohne Aktivitätsplanung und mit *Silbernitrat* als Arznei noch eine Chance, sich wunschgemäß zu erholen.

18. Arnica

Der *Bergwohlverleih* ist eine wichtige Reisearznei, weil sie bei allen Verletzungen – ob mit offenen oder geschlossenen Wunden – zuerst angezeigt ist. Sie vermindert den Schmerz und das sichtbare oder unsichtbare Bluten. Danach erst unterscheiden Sie, welche Arznei folgen soll. Folgen von Überanstrengung, Tetanus-Vorbeugung, Muskelkater, Gehirnerschütterung, Verbrennung I. Grades oder Sonnenbrand, Gichtanfall, Herzbeschwerden bei kräftigen, roten Menschen und akuter Typhus sind nur einige ihrer wichtigsten Anzeigen. Natürlich nur, wenn sich die wesentlichen Eigenarten im Menschen widerspiegeln: Jede Berührung und Erschütterung schmerzt, weshalb er große, schreckhafte Angst davor entwickelt. Die betroffenen Körperteile schmerzen wie zerschlagen, die Muskeln sind steif und krampfig, sein Körper wie geprügelt. Teilnahmslos liegt er erschöpft darnieder, Puls und Atem sind beschleunigt, die Temperatur erhöht. Schwere Krankheitszustände sind durch Gleichgültigkeit, Stupor und Starre gekennzeichnet. Soweit wird es allerdings nicht kommen, denn Sie beugen sicher rechtzeitig vor.

19. Arsenicum album

Wieder eine wichtige Reisearznei ist das *weiße Arsen*. Wenn nichts mehr hilft und selbst der Kräftigste blaß, kaltschweißig, ängstlich und ruhelos wird, dann ist es Zeit, diese Arznei zu verordnen. Umschriebene Schmerzen brennen wuchtig, trotzdem verlangen Sie nach Wärme, selbst beim Sonnenbrand. Auffallend ist, daß sie zwar einen brennenden Durst empfinden, aber meist nur winzige Schlucke des warmen Getränkes zu sich nehmen. Mit diesen Eigenarten im Hinterkopf können Sie die Arzneiwahl nicht verpassen!

20. Arum triphyllum

Wenn wir eine gute Beziehung zur Schöpfung haben, dann kommt die benötigte Arznei auf uns zu! So geschah es mir in Frankreich, als meine Hütte von der *Zehrwurzel* buchstäblich umringt war, bevor ich 14 Tage später eine schwere *Arum*-Grippe erlitt. Das ist nur ein Beispiel für die mystische Anziehungskraft sowohl der schöpferischen als auch der zerstörerischen Kräfte, je nach dem, was wir bewußt in unseren Gedanken tragen oder unbewußt in unserer Seele herumschleppen. Seitdem führe ich immer einige Kügelchen der D200 in meiner Tasche mit für den Fall, daß bei einer Grippe die Schleimhäute so rot und roh wie rohes Fleisch aussehen, ich trotz Schmerz daran rumpopele und meine Stimme sich um eine Oktave überschlägt.

21. Aurum

Das *Gold* als Arznei ist nur für Notfälle bei untersetzten, roten, kräftigen Menschen gedacht, wenn diese zu Herzbeschwerden mit ängstlich-melancholischer Stimmung neigen. Also, eine Reise-Notfallarznei für bestimmte Menschen.

22. Bang

Die *Bang-Nosode* ist aus der Bang-Krankheit beim Menschen gewonnen. Diese ist eine *Brucellose* wie das Maltafieber, eine bakterielle Lebensmittelvergiftung mit *Brucella abortus*, die sich in Produkten vom Rind aufhalten und durch deren Genuß den Menschen befallen. Gewohnheitsmäßige Fehlgeburten sind die Folge. Das mit wellenförmigen Fieberschüben auftretende Maltafieber ist im Mittelmeerraum heimisch, wird durch Produkte von Schafen und Ziegen ausgelöst, in denen sich die *Brucella melitensis* wohlfühlt. Ausgerechnet! Wo wir doch alle den guten Schafskäse lieben. Wie überall gilt auch hier die mystische Regel: Wer Angst vor der Erkrankung hat (wie *Calcium-*, *Silicea-* und *Arsen*-Menschen), zieht die Krankheit an und wird tatsächlich krank. *Arsen* ist ja dann auch die heilende Arznei!

23. Baptisia

Bösartige Infektionen wie Ruhr und Typhus, aber auch bösartiges Fieber mit besorgniserregendem Schweiß vor allem nachts am Kopf machen den *wilden Indigo* zum seltenen Gebrauch, denn Sie beugen ja rechtzeitiger vor! So wird es nicht dazu kommen, daß Sie oder Ihre Miturlauber so hinfällig werden, daß Sie Ihrer Umwelt nur noch einen dumpf leidenden Ausdruck anbieten, daß alles, was Sie ausscheiden fürchterlich stinkt und Sie im Fieberdelirium den Eindruck haben, daß Ihr Körper in Stücke zerfallen sei, so daß Sie im Bett herumkriechen, um die Teile zusammenzusuchen. Selten von Ihnen gebraucht, aber für andere, Homöopathie ignorante Leidende eventuell lebensrettend.

24. Belladonna

Die bewährten Anwendungen der *Tollkirsche* sind so vielzählig, daß wir uns nur das Wesentliche merken wollen. Rote, runde Wangen, glänzende Augen mit großen Pupillen, dampfender Schweiß und trotzdem, selbst bei hohem Fieber, zugedeckt bis an den Hals sind die begleitenden Eigenarten jenes Reisenden, der ihrer als Arznei bedarf. Fieber, Entzündungen, Angina, Gichtanfall, Kolik, Verbrennung, Überhitzung in der Sonne oder Gelbfieber, alle Beschwerden bedürfen der Wärme, wenn diese Arznei rasch und sicher heilen soll.

25. Bellis

Das *Maßliebchen* ist eine Verletzungsarznei für Schürfwunden und für die Verletzung der weiblichen Brust mit Bluterguß. Es erstaunt mich immer wieder, daß die Wunden ohne Marken und Narben abheilen. Unbedingt mitnehmen!

26. Berberis

Der *Sauerdorn* ist eine Drainagearznei zur Ausscheidung von Giften über die Galle oder die Niere, so z. B. bei der akuten Hepatitis bei fahlen, müden Menschen. Nur mitnehmen, wenn Sie entsprechende Beschwerden haben.

27. Bismutum subnitricum

Sodbrennen mit Völle Aufstoßen, Übelkeit und Magenkrampf bis zu den Schulterblättern nach dem Essen ist die bewährte Anzeige für das *Wismut*. Der Betroffene beugt sich dabei zurück, trinkt kaltes Wasser, was etwas lindert. Nur für entsprechende Beschwerden mitnehmen.

28. Borax

Der Wirkungsbereich des *Bor* ist die Abwärtsbewegung. Da fällt das Herz ängstlich in die Hose. So beim Landen des Fliegers, bei der Talfahrt im Lift.

Oder wenn Ihr Kind im Hotel oben an der Treppe steht und weint, weil es Angst hat runterzulaufen. Eine typische Bedarfs-Reisearznei!

29. Bromum

Sie sind am Meer und merken, daß Sie die Luft nicht vertragen. Allergischer Katarrh mit laufender Nase, Bronchitis oder gar Asthma, alle von innerer Unruhe begleitet, mögen die Zeichen sein. Dann machen Sie einen Tagesausflug mit dem Inselkutter und Ihre Beschwerden mindern sich. Jetzt wissen Sie, daß Sie das *Brom* als Arznei brauchen und gestalten mit ihr und gelegentlichen Schiffsausflügen Ihren restlichen Aufenthalt erträglicher.

30. Bryonia

Ein gichtiger, grantiger, muffiger Mensch bedarf der *Zaunrübe*. Und wenn Sie einer sind, dann sollten Sie diese wertvolle Arznei mit sich führen. Schon lange vor der Reise machen Sie sich ängstliche Sorgen, Ihre Geschäfte zu verlassen. Endlich unterwegs begleitet Sie der Ärger bis zum Urlaubsort, wo Sie sich entweder aktiv entspannen oder weiterhin ärgern. Die Thematik Ihres Ärgers ist eigentlich unwichtig, aber die daraus sich entwickelnden Beschwerden füllen Ihre Urlaubstage mit lästigen Überraschungen: Hexenschuß, Gallenkolik, Gichtanfall oder Übelkeit schon nach dem Aufstehen, Magenbeschwerden mit bitterem Aufstoßen und Kopfweh, sommerlicher Durchfall nach kalten Getränken, durch kühlen Wind, nach einer kühlen Dusche, durch eine kühle Sommernacht, der typhusähnlich ausbrechen kann oder die Leber entzündet. Immer sind Ihre Beschwerden von großem Durst begleitet und schmerzen bei der geringsten Bewegung. Das bedeutet nichts anderes, als daß Sie Ihren Körper und Ihre Seele endlich ruhig halten sollten. Mit der Arznei schaffen Sie es bestimmt!

31. Cactus

Kleine störende Herzbeschwerden oder gar Angina pectoris machen die *Königin der Nacht* zur unentbehrlichen Reisearznei. Als ob eine eiserne Hand das Herz am Schlagen hindern wolle. Der Puls schlägt langsam. 2 bis 3 Gaben und Sie sind wieder fit. Bei anderen ernten Sie reichlichen Dank.

32. Calcium carbonicum

Eine Reisearznei für blasse, rundliche Menschen, die sich während der Reise einfach kränklich fühlen. Am Urlaubsort essen Sie furchtbar gern weich gekochte Eier und trinken literweise Milch, was manchmal mit einem Brechdurchfall sein Ende nimmt und mit dem *Kalk der Austernschale* geheilt werden kann. Eine eher personenbezogene Reisearznei.

33. Calcium fluoratum

Keine Reisearznei ist der *Flußspat*, sondern nur für jene mit schwachen Knochen gedacht, die öfter und ausgerechnet im Urlaub einen Hexenschuß erleiden, wobei ständige Bewegung die Schmerzen lindert.

34. Calcium phosphoricum

Auch das *Kalziumphosphat* ist eher personenbezogen für schlanke Menschen gedacht, bei denen naßkalter Wind und Sturm Beschwerden auslösen. Im übelsten Fall schmerzen die kleinen Gelenke der Hände und Füße wie Rheuma.

35. Calendula

Eine wesentliche Arznei für Verletzungen unterwegs ist die *Ringelblume*. Die Salbe ist Ihnen sicherlich bekannt für allerlei Wunden und überbeanspruchte Hautpartien, die z.B. mit dem Sattel des Fahrrades gezwungenermaßen in Verknüpfung stehen oder durch sich öffnende Blasen verunstaltet sind. Innerlich gebrauchen wir sie heilend bei allen Arten von Rißwunden.

36. Camphora

Eine unentbehrliche Reisearznei ist der *Kampfer*, wenn wir ohnmächtig zu vergehen drohen. Natürlich muß ein anderer sie uns zwischen die Lippen träufeln, wenn wir uns plötzlich bläulich verfärben und unser Körper von trockener Eiseskälte geschlagen ist. Das kann auch in den akuten Stadien eines Infektes wie bei Gelbfieber oder Cholera auftreten oder beim Kälteschock durch Schnee oder Antarktisurlaub, wobei die plötzliche Erschöpfung, der Kollaps, die Muskelstarre und Pulslosigkeit markante Hinweise sind. Die Arznei wirkt sehr rasch und zur Zufriedenheit von Betroffenen und Tröpfchen-Geber.

37. Cantharis

Wenn Sie die *Spanische Fliege* erfolgreich einsetzen wollen, dann muß Ihre Beschwerde irgend etwas mit Bläschen, Blasen oder der Blase und mit Brennen zu tun haben: Bei der Sonnenallergie, beim Sonnenbrand, bei Verbrühung, Verbrennung, bei Harnwegsinfekten oder Entzündung der Gelenkkapsel mit Erguß. Wenn Sie die Empfindungen einer Beschwerde gut unterscheiden lernen, ist die klinische Diagnose nicht mehr so wichtig!

38. Capsicum

Unterwegs brauchen wir den *spanischen Pfeffer* eigentlich nur für überraschende neuralgische, fein durchdringende, wie *Chili* brennende Zahnschmerzen im rechten Kieferbereich, die gerade beim Einschlafenwollen ihren Höhepunkt erreichen. Und wenn Sie die Arznei schon dabeihaben, denken Sie auch an die brennenden Ohrentzündungen, bei denen der Knochen hinter dem Ohr (Mastoid) berührungsempfindlich beteiligt ist.

39. Carbo animalis

Eine offene Wunde, die so schwarz wie Kohle aussieht wie beispielsweise ein entleerter Abszeß mit einer schwarzen Höhlung bedürfen zur ihrer Heilung der *Tierkohle*, die in vielem tiefgreifender wirkt als die folgende *Holzkohle*.

40. Carbo vegetabilis

Wer der *Holzkohle* bedarf, ist so ziemlich am Ende seiner Kräfte. Vor allem bei Schwüle und feuchter Hitze vergeht sein Kreislauf oder bei kühlen Nächten nach heißen Tagen im Sommer vergeht seine Stimme zu schmerzloser Heiserkeit. Mit so wenig übriger Energie, kann sein Stoffwechsel nicht mehr verbrennen. So gärt das Essen in seinem Bauch zu Völle, Blähung, die aufs Herz drücken, (Roemheld-Komplex), ihm die Luft nehmen, bis er dunkelrot anläuft und in Ohnmacht fällt. Der Sommerdurchfall stinkt erheblich und schwächt ungemein.

41. Carduus

Wie *Chelidonium* ist die *Mariendistel* eine Ausscheidungsarznei (Drainage) von Giften über die Leber bei eher roten, rundlichen, dicken und gutmütigen Menschen. Sie sind leicht für eine Hepatitis anfällig.

42. Causticum

So sehr *Carbo veg* am Abend schmerzlos heiser ist, so sehr wird der *Ätzkalk*-Bedürftige schmerzhaft heiser am Morgen. Verätzungen, Verbrennungen oder Schmerzen wie verätzt sind die wesentlichen Hinweise. Trotz vorausgehender Unterkühlung lindern kaltes Trinken, kühle Luft, kalte Auflagen die wunden, rauhen, rohen Empfindungen.

43. Chamomilla

Wenn Sie im Flugzeug ein Kind mit anfallsartigem, unerträglichem, unleidlichem, schrillem Schreien belästigt, so daß Sie ihm am liebsten den Hals umdrehen möchten, dann geben Sie ihm lieber die *Kamille*, die dasselbe bewirkt: Die Ruhe kehrt wieder! Oder Ihr Partner, der hitzige Nörgler, legt auch im Urlaub seine Ärgerlichkeit nicht ab, was Sie daran merken, daß er selbst auf Unwichtiges überempfindlich reagiert, und prompt kriegt er seine Gallenkolik. Dabei ist es sogar schwierig, ihm eine Arznei zu reichen, denn jede angebotene Hilfe weist er unwirsch zurück. – Ja und dann sollten Sie die Arznei beim Fieber einsetzen, wenn der Betreffende Charakterzüge und Verhaltensweisen von beiden, Kind und Partner, ins Feld führt. Trost sei Ihnen darin gewiß, daß die Attacken der Schmerzen und des Gemüts nie dauerhaft sind. Sie tragen glücklicherweise etwas Vergängliches in sich.

44. Chelidonium

Die blasse, dünne, einzugehen drohende Schwester der *Carduus* ist das *Schöllkraut*. Wie jene eine Ausscheidungsarznei von Stoffwechselgiften über die Leber bei entsprechenden Lebererkrankungen.

45. China

Durchfall im Sommer, Durchfall von unverdauter Nahrung nach dem Essen und nachts, Durchfall nach Obst, vor allem nach sauren Kirschen, sind die bewährten Urlaubsanwendungen der *Chinarinde*. Allerdings müssen die Beschwerden von einer raschen Entkräftigung der Lebensenergie, von drohendem Verfall begleitet sein, wenn die Arznei kräftig entgegenwirken soll. So beim septischen Fieber mit Schüttelfrost, zusätzlich zu *Pyrogenium D30*, bei Völle, Blähsucht und Kopfweh nach Überessen oder bei der akuten Malaria vom „Tertiana"-Typ mit ihren unregelmäßigen Frostanfällen und ihrem durstlosem Fieber.

46. Chininum sulfuricum

Die Wirkung des *Chininsulfats* geht in Richtung des Gefäßsystems. Auf unserer Reise tobt sich die Störung entsprechend als Ohrensausen beim Landen und Starten des Flugzeugs aus. Sie ist unsere einzige Arznei für derlei Plagen!

47. Chionanthus

Die Arzneizubereitung aus der frischen Wurzel des nordamerikanischen *Fransenbaumes* dient zur Vorbeugung bei Hepatitis, wenn wir in Gebiete mit vorwiegend trockenem Klima oder, ganz entgegengesetzt, in Sumpfgebiete reisen.

48. Cicuta

Wenn eine Gehirnerschütterung mit Krämpfen einhergeht, die wie ein epileptischer Anfall ablaufen, dann dürfte der *Wasserschierling* angezeigt sein. Der Anfall beginnt mit einem Aufschrei, das Gesicht ist blau, Kopf und Rücken sind stark nach rückwärts gebeugt. Danach folgt ein Tiefschlaf, wonach der Verletzte sich an nichts mehr erinnert. Entscheiden Sie selbst, ob Sie diese Arznei zum eventuellen Einsatz oder zur Beruhigung mitnehmen wollen.

49. Cimicifuga

Ordnen wir dem *Wanzenkraut* oder auch *Frauenkraut* eine hysterische Komponente zu, dann liegen wir mit allen Beschwerden richtig, die ursprünglich mit der Gebärmutter zu tun haben. So die unvermeidlichen Herzsensationen wie Angina pectoris mit zur linken Hand ziehenden Schmerzen. Oder die Neuralgie unter der linken Brustwarze, dem linken Eierstock, usw. Wenn Sie sie nicht selbst hierfür einsetzen müssen, was Ihre Nerven schonen mag, dann verabreichen sie einige Gaben bei jenen Mitreisenden, die wegen Platzangst ein Gefühl der Panik verbreiten. Meist schon Wochen vor einem Flug oder tagelang vor einer Zug- oder Busreise. Verstehen Sie die Wichtigkeit dieser Arznei?

50. Clematis

Die Arznei aus der *aufrechten Waldrebe* hat sich bei der Blasenreizung junger männlicher Urlauber bewährt, die sich ungewohnt häufig venerischen Liebesspielen verdingen. Dadurch schleppen sie eine schmerzliche Samenstrangneuralgie zwischen den Beinen mit sich herum. Ob sich das gelohnt hat?

51. Coca

Diese wundervolle Arznei ist seit dem „Drogenschutzgesetz“ leider nur noch in Lateinamerika erhältlich. Sie ist die allerbeste Arznei beim Höhenkoller mit rauschartiger Benommenheit, Herzklopfen, Herzbeklemmung, Ohrensausen und ungerichteter Angst. Dieser tritt bei zu raschem Höhenwechsel ein. In *D30* zu nehmen, bei Höhen bis ca. 2500 m Höhe, darüber vorzugsweise in *D2*. Haben Sie Bergsteiger- oder Skifahrerfreunde in Lateinamerika?

52. Cocculus

Wer die bekannte Reisearznei aus den *Kokelskörnern* noch nicht auf der Ablage im Auto sichtbar deponiert hat, mag das umgehend tun. Wie dankbar werden Sie sein, wenn es Ihnen oder Mitfahrenden übel wird, Sie durch kurvenreiche Strecken schwindelig werden und endlich im Schwall erbrechen. So mag es Ihnen gleichermaßen auf einem Schiff ergehen, das ähnlich den Kurven des Auto, durch hohen Seegang hin und her schlingert. Schwindel nach Übernächtigung ist eine weiter Domäne ihrer Wirkung, was wir bei Flugreisen für die Beschwerden des „Jet lags“ nutzen, besonders bei Flügen gegen die Sonne, also von New York nach Frankfurt oder von Frankfurt zu den Pagoden des Orients.

53. Coffea

Die Arznei aus dem *Kaffeestrauch* ist eine Bedarfs-Reisearznei für akute neuralgische, stechende, zuckende, überempfindliche Zahnschmerzen, wenn Sie sich ständig kaltes Wasser im Mund halten möchten, um den Schmerz zu lindern. Na, und wenn Sie mal zu viel Tee oder Kaffee getrunken haben, was Sie am Schlafen hindern sollte, dann greifen Sie ebenfalls zu einer Gabe.

54. Colchicum

Eine Reisearznei für die Tropen ist die *Herbstzeitlose*, wenn Sie dort von Ruhr geplagt werden sollten. Der ganze Bauch bläht und kollert, die Stühle sind wäßrig und blutig, nach der Entleerung krampft der After. Hatten Sie schon mal Durchfall im Herbst mit rheumatischen Beschwerden? Dieselbe Plage!

55. Colocynthis

Sollten Sie zu Koliken und zum Hexenschuß neigen, dann fangen Sie mit der *Koloquinte* zwei Fliegen mit einer Klappe. Der Charakter der Schmerzen ist stechend, einschießend und neigt zum Krümmen. Für Tropenreisende empfiehlt sie sich bei ruhrartigem Durchfall mit schleimigen, blutigen Stühlen, die von besagtem Schmerzcharakter während der Entleerung begleitet werden.

56. Conium

Die bewährten Reiseanwendungen des *Schierlings* sind einerseits die harte Knotenbildung bei Verletzung der weiblichen Brust, andererseits die zittrige Schwäche als Folge von Sonnenbestrahlung bei jungen Menschen mit übertriebenen Sexphantasien und Folgespielen. Auch dem Opa wird sie eventuell gut tun. Allerdings bleibt es bei ihm mit der Phantasie getan.

57. Convallaria

Die homöopathische Essenz aus dem *Maiglöckchen* ist mir eine liebe Arznei, die ich als Raucher immer mitführe. Beklemmung, Klopfen, Stiche und Stolpern des Herzen, so als wolle es zu schlagen aufhören, sind die Anzeichen für meine Selbstverordnung. Natürlich wirkt sie auch bei Ihnen als Nicht-Raucher!

58. Crataegus

Stirnkopfschmerz und Herzbeklemmung, die das Föhnwetter auslösen, werden mit Hilfe des *Weißdorns* verschwinden. Gebirgsurlauber sollten die Arznei unbedingt für zu rasche Höhenwechsel mitführen, wenn sie sich matt, zerschlagen, niedergeschlagen, ängstlich und gereizt fühlen; Kopf, Herz und Brust sind beklommen. Das Herz pocht stark, stolpert oder schlägt ganz langsam.

59. Crocus

Den *Safran* betrachten wir als eine seltene Bedarfsarznei für das Nasenbluten hysterisch pubertierender Mädchen und klimakterischer Frauen. Das Blut ist schwarz, zäh wie Teer und perlt wie eine Kette aus der Nase. Sollte das Blut Ihrer Periode oder das Ihrer Tochter ähnlich aussehen, dann stecken Sie die Arznei höchstvorsorglich ein. Die Regel bleibt unterwegs gern aus, und statt dessen sucht sie sich ihren Weg über die Nase.

60. Crotalus

Schwüle und feuchte Hitze sind das Milieu, in dem sich die *Klapperschlange* aufhält und in dem ihr Gift als Arznei ganz besonders ihre Heilwirkung entfaltet. Mehr noch als ihre große Schwester, die *Buschmeisterschlange Lachesis*, die weniger Blutungsneigung nach sich zieht. Der zugehörige Mensch ist erst rot, trocken, hitzig und aufgeregt, dann frostig, blaß und kollapsig. Herzdruck und Herzklopfen begleiten das Geschehen bis der Schweiß erlösend ausbricht: Beim frischen Herzinfarkt mit Erstickungsangst, beim Bluthusten der Lungenembolie, beim septischen Fieber oder der Blutvergiftung bei Leberentzündung mit heftigen schwarzen Blutungen und Bluterbrechen. Es verwundert uns deshalb nicht, daß sie sich bei Tropenkrankheiten bewährt hat, besonders beim hämorrhagischen Dengue-Fieber (Siebentagefieber) nach dem ersten Fieberschub mit Blutungen aus allen Körperöffnungen (und in allen Organen) und beim Gelbfieber in den späteren Stadien, wenn der Betroffene schwarze Massen wie Kaffeesatz erbricht und ebenso aus allen Körperöffnungen blutet. Beide Erkrankungen werden durch die Aëdes-Mücke von Mensch zu Mensch übertragen.

61. Croton

Nur für den Bedarfsfall stecken Sie die *Purgierkörner* der *ostindischen Wolfsmilch* ins Gepäck, nämlich wenn Sie dazu neigen, Essen und Trinken sofort mit Übelkeit, Erbrechen und/oder Durchfall zu beantworten.

62. Cuprum

Das *metallische Kupfer* hat etwas mit Krämpfen zu tun! Muskelkrämpfe beim Radfahren, Schwimmen, Wandern; Magen- und Darmkrämpfe beim Brechdurchfall; Fieberkrämpfe der Blassen mit Zuckungen am ganzen Körper. Im schlimmsten Fall ist der Bedürftige kalt, trocken, bläulich und ohnmächtig. Trotz Kälte werden Sie bemerken, daß er keine Zudecke verträgt. Richtig gewählt! – Für Radfahrer und Sportler ist sie die große „Erste Hilfe" beim Muskelriß.

63. Digitalis

Den *roten Fingerhut* sollten sich vor allem herzschwache Patienten in Reserve halten. Übelkeit tief in der Magengrube ist meist ein Warnsignal für zu erwartende stärkere Beschwerden. So ist es dann auch. Das Herz stolpert, der Puls wird immer langsamer, der linke Arm wird taub, Wasser staut sich im Gewebe, die Panik der Umwelt beginnt! Ganz still und unbeweglich sitzt indes der Leidende in einer Ecke des Restaurants, weil er Angst hat, das Herz könne bei Bewegung aufhören zu schlagen.

64. Dulcamara

Eine typische Reisearznei für sonderliche Wetterlagen ist das *Bittersüß*. Unterkühlung im Sommer, wenn kühle Abende auf heiße Tage folgen; Wetterwechsel zu feucht-warm oder feucht-kalt; häufiger Temperaturwechsel bei zentral luftgekühlten Hotels; Regenwetter oder kalte stürmische Luft. Meereshungrigen, Bergwanderern, Wüstencampern und Pauschalreisenden darf ich diese Arznei besonders ans Herz legen. Denn die unbehandelten Folgen sind vielzählig. Von der einfachen Grippe über Durchfall, Ohrenschmerzen, steife Muskeln, Hexenschuß zum ausgeprägten Asthma oder Rheuma, um nur die häufigsten zu nennen. Verlangt es Ihnen bei solchen Hiobsbotschaften nicht erst recht, lieber vorzubeugen als nachzusehen?

65. Echinacea

Der *Sonnenhut* hat sich bei allen Arten von Entzündungen, Fieber und bei Blutvergiftung bewährt, wenn der Betroffene, wie bei der Urlaubsblinddarm-Entzündung sehr müde wird.

66. Eupatorium

Der *Wasserhanf* hat sich um den ganzen Erdball als Reisearznei bewährt. Ob rheumatische oder tropische Grippe durch Unterkühlung, ob beim Dengue-Fieber oder bei der akuten Malaria mit ihren wechselhaften Anfällen, ihrem Rückenfrost und dem drückenden Schädelweh oder gar bei den Folgen der Zeitverschiebung bei Langstreckenflügen, immer sind die Muskeln müde, steif, die Knochen und Gelenke wie zerschlagen! Das sollte Ihre Wahl ausgezeichnet erleichtern!

67. Euphrasia

Der *Augentrost* tröstet Ihre Augen bei Entzündung durch grelle Sonne in den Bergen, an der See oder bei Schneeblindheit. Lichtscheue, Blinzeln, Brennen, Sandgefühl, Schwellung und reichlich Tränen sind die Folgen des Geschehens.

68. Ferrum

Blassen, blonden, blutarmen Bergliebhabern, Höhenwanderern und sonstigen Höhenerklimmern empfehle ich dringend das *metallische Eisen* als Rucksackarznei. Es könnte Sie nämlich beim Anblick von Tiefen ein selten folgenloser Schwindel ergreifen. Oder ungeahnte Angst vor Brücken oder über Brücken zu gehen, insbesondere wenn Sie obendrein in die Tiefen des dahinfließenden Wassers hinabblicken. Den Flachlandurlaubern könnte sie beim erleichternden Durchfall von Unverdautem nach Trinken, Essen oder schon während der Mahlzeit oder des Nachts behilflich sein, wenn wäßriger Stuhl mit Blähungen abgeht. Keine Angst, der Darm tut weder weh, noch stinkt sein Inhalt!

69. Ferrum phosphoricum

Eine große, „schöne" Fieberarznei ist das *Eisenphosphat* für alle, die sich dadurch in keiner Weise beeinträchtigt fühlen. Kinder spielen, Mütter strikken (eventuell), Väter lesen wie üblich die Bild-Zeitung. In gleicher Weise stört sie auch nicht der Sommerdurchfall, der sich allmählich mit unverdauten Stühlen entwickelt. Keine Krämpfe, kein Gestank! Nur das gelegentliche hellrote, gußweise Nasenbluten oder die schmerzliche Heiserkeit nach Unterkühlung im Sommer wird sie kurzzeitig zu „Kranken" machen.

70. Gelsemium

Reisefieber! Zittrig aufgeregt mit ungerichteter Erwartungsangst, die alle Handlung, den Geist und das Gemüt lähmt. Das ist das Stichwort für den Gebrauch des *wilden Jasmin.* Nur plötzlich gelber, durchscheinender Durchfall wird Sie vom Bett hochreißen, auf das Sie sich müde, matt und teilnahmslos niedergelegt haben. Zittrigkeit, Mattigkeit, Lähmigkeit und Teilnahmslosigkeit charakterisieren gleichermaßen alle Beschwerden: Angst, Ärger, Aufregung, Schreck; Fieber, Grippe, Herzrhythmusstörungen mit langsamem Puls; Folgen von Föhn mit dem typischen Bandkopfschmerz oder von Schwüle und feuchter Hitze; Gelbfieber. Immer sind Sie tiefrot im Gesicht verfärbt, apathisch und zittern. Selbst bei der akuten Malaria mit ihrem aufsteigenden Frost verlangen Sie, sich irgendwo festzuhalten, weil Sie derart zittern und schütteln.

71. Graphites

Gelegenheitssängern in freier Natur oder in der Badewanne darf ich den *Graphit* arzneilich bei dadurch entstehender schmerzhafter Heiserkeit empfehlen. Er schmiert sozusagen die Stimme!

72. Glonoinum

Unentbehrliche Arznei ist das *Nitroglyzerin* für Sommerurlauber für die Folgen von Sonne, Überwärmung und Hitze. Zunächst wird das Gesicht hochrot, dann blaurot, bevor Sie in Ohnmacht fallen und phantasieren. Bleibt es nur beim Kopfschmerz als Folge, so fühlt sich dieser an wie eine Nitro-Explosion. Pochend, zersprengend, verwirrend.

73. Hamamelis

Bei allen dunklen Blutungen, Nase, Scheide, Hämorrhoiden, Darm oder Bluterbrechen, ist der *virginische Zauberstrauch* die erste Arznei. Spannung, Druck und ein Gefühl wie gequetscht dabei machen das Bluten und die Arzneiwahl einmalig! – Als Verletzungsarznei benutzen wir sie bei Verbrühung der Lippen, der Zunge und der Mundschleimhaut.

74. Helleborus

Für die Folgen von Sonne, Hitze, Überwärmung bei blassen Menschen ist die *Christrose* angezeigt, wenn der Geschlagene nur noch vor sich hindöst und unmotiviert auf- und abläuft. Zu wenig benutzte Arznei!

75. Hepar sulfuris

Über schöne trockene Tage freut sich jener Urlauber, der *Kalkschwefelleber* braucht, nicht sonderlich. Vielleicht noch ein kühler Wind oder trocken-kaltes Schneewetter und schon hat er seine Grippe. Schnupfen, Husten, schmerzhafte Heiserkeit, Ohrenschmerzen, Augenschmerzen, Zahnschmerzen, Kopfweh oder gar Rheuma in den Gelenken sind die unvermeidlichen Folgen bei störrischer Nichtbehandlung. Denn der Regen bringt nur vorübergehende Erleichterung. Entzündungen eitern leicht, ob bei Zahnschmerzen, Umlauf oder Abszeß, und stechen, als seien Holzsplitter drinnen. Für alle Reisenden eine notwendig mitzuführende Arznei!

76. Hydrocotyle

Wenn Sie, wie empfohlen, in heißen Ländern und in den Tropen reichlich grünen Chili zum Essen genießen, werden Sie diese dort gedeihende

Pflanze als Arznei nicht gebrauchen müssen. Denn dieser vertreibt die verschiedenen Fadenwürmer, deren Larven durch Stechmücken übertragen werden, was Filariose (Wuchereria, Brugia, Loa loa) genannt wird. Bei Infektion mit den Hautwürmern beginnt ein langwieriger Verlauf mit allerlei Störungen. So kann es durch Absterben der Filarien zur Verstopfung des Lymphsystems kommen und das Gewebe entsprechend anschwellen. Sind diese Gewebsschwellungen weich (Elephantiasis arabum), so ist diese Arznei angezeigt.

77. Hyoscyamus

Das *Hexenkraut* ist in erster Linie eine Arznei gegen Reisekrankheit. Leicht aufgeregt, redet der Befallene an einem Stück. Machen Sie ihn darauf aufmerksam, ist er beleidigt und in seiner Seele verstimmt. Ohnmacht, Kollaps und Schock bei blassen Menschen, die den Anblick von spiegelndem Wasser oder das Anhören von fließendem Wasser mit solchen Extremen beantworten, bedürfen ebenfalls dieser Arznei. In der Bewußtlosigkeit sind sie erregt, zucken, Stuhl und Urin gehen unfreiwillig ab. Gar nicht so selten angezeigt!

78. Hypericum

Für Nervenverletzungen, Quetschungen jeder Art und für Verletzungen der Wirbelsäule ist uns das *Johanniskraut* eine willkommene Labsal.

79. Iberis

Eher für den Bedarfsfall nervöser Herzbeschwerden ist die *Schleifenblume* eine Arznei, die den scharfen Stichen bei jedem Herzschlag die Spitze bricht.

80. Ignatia

Wenn Sie vor dem Fliegen eine seltsam unbegründete Angst entwickeln und Ihre Tochter am Urlaubsort sich schwärmerisch in einen Jüngling unglücklich verliebt, wenn Sie daraufhin eine Gallenkolik bekommen und

Ihre Tochter Bauchschmerzen, wenn Sie beide vor Kummer erblassen, auf alles überempfindlich reagieren und nicht so recht wissen, was Sie wollen, dann wird die *Ignatiusbohne* Sie beide von Ihrem Kummer erlösen.

81. Ipecacuanha

Der Volksname *Brechwurz* führt Sie schon zum Heilgebrauch: Übelkeit mit Brechreiz, Erbrechen! Was ihre Anwendung jedoch einmalig macht, ist eine dauerhafte, anhaltende Übelkeit, die durch nichts beeinflußt werden kann. Die Zunge ist erstaunlicherweise meist sauber. Sehr hilfreich unterwegs!

82. Iris

Durchfall im Sommer mit saurem Erbrechen, wovon die Zähne stumpf werden, ist die Hauptanzeige der *Schwertlilie*. Der Durchfall ist wäßrig, gelb, grün und sauer, plagt Sie am frühen Morgen und zur Siestazeit von 14 bis 15 Uhr.

83. Jatropha

Auch der getrocknete Samen des *Purgierstrauches* heilt Brechdurchfall, wenn dieser zäh und eiweißartig ist, von Krämpfen und Kälte begleitet. Desgleichen Reiswasserstühle bei Cholera.

84. Jodum

Sollte Ihnen die warme jodhaltige Meeresluft nicht gut bekommen, in dem Sinne, daß Sie nervös, aufgeregt, ja hektisch werden und eventuell eine Bronchitis oder Asthma produzieren, dann dürfen Sie erquickend zum *Jod* greifen.

85. Kalium bichromicum

Chromsaures Kali hat seine bewährte Anwendung bei morgendlichem, schaumigem, drängelndem Durchfall nach Biergenuß. Sollten Sie ungewohnterweise Fleisch nicht vertragen, es Ihnen darauf übel und brecherisch werden, dann sollten Sie neben der Arzneieinnahme Ihren Magen genauer untersuchen lassen.

86. Kalmia

Erstaunlicherweise habe ich den *Berglorbeer* unterwegs oft erfolgreich weitergegeben. Sowohl bei nervösen, stechenden Herzbeschwerden, wenn die Stiche scharf über die Schulter in den Rücken zogen, als auch bei Angina pectoris mit Taubheit der linken Hand und bei zu langsamem oder zu raschem Puls. Immer wurde dabei Angst geäußert, die aus dem Magen hochstiege. Irgendwo muß bei diesen Menschen allerdings ein rheumatisches Übel versteckt sein.

87. Kreosotum

Noch eine Arznei für den Brechdurchfall mit auffallender Art: Noch Stunden nach dem Essen wird unverdaute Nahrung erbrochen, der Durchfall stinkt wie Aas. Wenn allerdings das Erbrochene so schwarz wie Kaffeesatz aussieht, wird der *Buchenholzteer* zwar weiterhin seine Heilwirkung ausrichten, aber die Krebsgefahr sollte Sie nach Hause treiben.

88. Lachesis

Die *Buschmeisterschlange* hat neben ihrer großen personenbezogenen Wirkung einige wichtige bewährte Anwendungen. Wenn wir uns nochmals verdeutlichen, daß ihre Wirkung auf Herz und Blut ausgerichtet ist, verstehen wir ihren Einsatz bei allen septischen und entzündlichen Prozessen mit Blutungsneigung, Herzbeschwerden und Erstickungsangst. Sei es nun Fieber, Abszeß, Karbunkel, Insektenstich, Blinddarm-Entzündung, Embolie, Herzinfarkt, Schlangenbiß oder Gelbfieber. Kräftige Röte lokal oder im Gesicht, Trockenheit und viel Durst zeichnen diese Beschwerden, ebenso wie die Folgen von tropischer Hitze, Schwüle und zu heftiger Sonnenbestrahlung. Später leitet die Blässe, kalter Schweiß und Ohnmächtigkeit ein eher bedrohliches Geschehen ein. Unbedingt mitführen!

89. Latrodectus

Spinnengifte wie das der *Schwarzen Witwe* sind krampfende Nervengifte. Bei Rauchern und seltener bei Nicht-Rauchern zieht ein heftiger Herzkrampf bis zur Achselhöhle, während sich die Haut des von Todesangst

Verfolgten zu kaltem Marmor verfärbt. In 15 Jahren Homöopathie habe ich diese Arznei einmal unterwegs gebraucht und dabei gehabt!

90. Ledum

Der *wilde Rosmarin* ist unsere große Verletzungsarznei als Folge von Stichen. Sei es durch Insekten, Schlangen, Spinnen oder Wassertiere.

91. Lilium

Nervöse Herzbeschwerden bei Frauen, die sich wie bei Angina pectoris anfühlen, mit „elektrischem Strom" im linken Arm oder seltener mit Taubheit in der rechten Hand (!), Blutandrang zum Herzen, zum Gesicht, mit Herzenge und Atemnot, sind die heilkräftige Domäne der *Türkenbundlilie*. Bedarfsarznei!

92. Magnesium carbonicum

Messerscharfe Koliken im Bauchraum heilt das *Magnesiumkarbonat*, während der Krampfende sich zurückbeugt, sich den Bauch reibt und auf und ab geht. Koliken auf Milch sind eine bewährte Anwendung.

93. Magnesium chloratum

Eine ausgesprochene Bedarfsarznei für Frauen ist das *Magnesiumchlorid*, sollten dieselben an einer ausgefallenen Übelkeit vor ihrer Periode leiden.

94. Magnesium phosphoricum

Wie das Karbonat, so heilt auch das *Magnesiumphosphat* Koliken jeder Art. Allerdings krümmt sich hierbei der Bedürftige. Das erleichtert uns die Wahl.

95. Mercurius solubilis

Schleichendes Fieber und eitrige, pulsierende Entzündungen sind der Anwendungsbereich des *Quecksilberchlorids*. Unterwegs trifft es meist die Zähne, so daß Sie die dicke Backe mit Reiben, Kühle und dieser Arznei lindern. Bei allen Beschwerden ist die Zunge dick geschwollen, schmierig belegt und weist an ihren Rändern Zahneindrücke auf. Der Atem stinkt gewaltig.

96. Mercurius corrosivus

Das *Sublimat* wirkt noch eine Stufe tiefgreifender, was die Schleimhäute angeht. So bei der Ruhr. Die Stühle sind blutig, wundmachend und messerscharfe Krämpfe begleiten ihre anstrengende Entleerung. Ein Gefühl, wie „nie fertig" zu sein, bleibt nach der Entleerung zurück. Nachts ist die übelste Zeit.

97. Myristica

Die *Talgmuskatnuß* nennen wir das „homöopathische Messer" für den reifen Abszeß, wenn dieser eigentlich ein chirurgisches Skalpell benötigte.

98. Natrium carbonicum

Das „Natron" der Alten beim Sodbrennen! Wenn Sie das *Natriumkarbonat* brauchen, dann sind Sie ein Zuckerschlecker, der zum Überfuttern neigt und danach mit Völle, Blähsucht und Übelkeit ängstlich verstimmt ist. Die ängstliche Melancholie ist das Leitmotiv bei allen Beschwerden: Sei es beim Gewitter, bei trockener Hitze, beim warmen, trockenen Südwind, die alle totale Abgeschlagenheit und dumpfe, schwere Kopfschmerzen wie zum Platzen nachsichziehen.

99. Natrium muriaticum

Unsere große Kummerarznei! Aber für Ihre Reise sind die bewährten Anwendungen des *Salzes* einfach entscheidend: Erste Arznei bei der Sonnenallergie, die, wenn Ihnen bereits bekannt, natürlich schon vorher zu nehmen ist. Folge von trockener Hitze mit Wasserstau in Händen, Beinen und Gesicht. Unverträglichkeit von salzhaltiger Meeresluft mit Bronchitis, Asthma, Hautausschlag und Kopfschmerz bei Nord-, Ost- und Südseefanatikern. Einriß in der Mitte der Unterlippe bei blassen Möchtegern-Wintersportlern. Und für alle Reisende der Überfall durch ein plötzliches Herzklopfen, das auf *Aconit* nicht reagiert, weil es nicht um Mitternacht, sondern etwas später, zwischen 1 und 3 Uhr auftritt. Selbst ausprobiert bei allmählich sich entwickelnder Wassersucht mit Herzstolpern in den feuchten Tropen. Selbst dabei hat sie hervorragend gewirkt!

100. Natrium sulfuricum

Die beste Hepatitis-Vorbeugung für Gebiete mit feuchtem, heißem, schwülem Klima gewährt uns das *Glaubersalz*. In heimischeren Gefilden wirkt sie bei Regenwetter, bei feuchter Wärme, bei feucht-warmer Meeresluft, bei feuchter Kälte und besonders bei Herbsturlaubern, die zu Bronchitis, Asthma, Ekzem, Rheuma oder zu melancholischer Schwäche neigen. Auch Sonnenhungrige sollten die Arznei nicht vergessen und dann einsetzen, wenn sich bei hoher Luftfeuchtigkeit diese Art melancholischer Schwäche einschleicht.

101. Nux moschata

Die *Muskatnuß* ist eine Magen- und Nervenarznei. Sie steht Ihnen im Urlaub bei, wenn Sie nach zu viel Essen an einem beachtlichen Blähbauch und an ermüdenden Kopfschmerzen leiden müssen. Oder wenn Ihr horrendes Urlaubsverlangen nach Eis und kalten Getränken mit schleimigem, spärlichem und vergeblich drängelndem Durchfall bestraft wird. Immer blähen Sie, gähnen Sie, rülpsen Sie. Selbst wenn Sie beim Autofahren übermüden oder in Afrika der Schlafkrankheit erliegen sollten, was Ihnen keiner wünscht.

102. Nux vomica

Dic *Brechnuß* ist aus Handtaschen, Hosentaschen und Reisetaschen nicht mehr wegzudenken! Besonders bei den feinen, übersensiblen, überintellektuellen Großstadtmenschen mit ihrem chronischen Managerstreß oder bei den robusten, mißmutigen, mißgünstigen Kleinstadtmenschen mit ihrem chronischen Konsumstreß. Wenn solche Menschen verreisen, packen sie ihren Streß ins Gepäck und pflegen ihn unterwegs und vorort mit Hektik, Aufregung und Ärger. Der Traum von der einsamen Urlaubsinsel ist nicht ihr Reiseziel. Ihr Ziel ist voller „Action“, und wenn „nichts los“ ist, wird Streß gemacht. Ein einziges Durcheinander von äußeren Ereignissen, seelischen Krisen, abendlichen Schlemmereien. Wundern wir uns nicht, daß ihr Verdauungstrakt von oben bis unten so sauer ist wie ihr Gemüt, weil nie etwas klappt, wie sie sich das vorstellen. Sodbrennen, Völle, Blähungen, Krämpfe, Aufstoßen, Übelkeit, Brechreiz, Erbrechen, Durchfall und obendrein ein Brummschädel, als hätten sie einen Dauerkater, sind die äußeren Zeichen ihres inneren Unwohlbefindens. Fehlt zu ihrem Unglück, daß sich auch das Wetter dem Durcheinander anschließt. Dann kriegen sie eine Grippe, die sie völlig niederhaut und die schlimmsten Seiten ihres Charakters zur vollen Blüte treiben. Tja, da gilt für die Familie nur eins: entweder Sie lieben Ihren Streßler und teilen seine Urlaubsmarotten oder verfluchen ihn und machen derweil zu Hause Urlaub.

103. Okoubaka

In fremden Ländern paßt sich die Nahrung meist dem Klimawechsel an. In kälteren Ländern ist sie gewürz- und salzarmer, in heißeren Ländern desto pikanter. Leichte Verdauungsstörungen können darauf folgen, die auf diese Arznei wohltuend verschwinden. Bei Ihrer nächsten Reise beugen Sie der Störung vor, indem Sie schon eine Woche vor Abreise mit ihrer Einnahme beginnen.

104. Oleander

Auf ferneren Reisen sind Durchfälle – auch ruhr- und typhusartig – eine gewohnte Störung, die wir lernen müssen, genau zu unterscheiden, um dem „Auslaufen der Säfte“ entgegenzuwirken. Der *Rosenlorbeer* heilt jenen Durchfall, der sich erst viele Stunden nach dem Essen mit explosiven, breiigen Stühlen voll unverdauter Nahrung entleert oder ungewollt mit Blähungen in die Hose rutscht. Häufig schlägt der Stuhlgang in eine krampfartige Verstopfung um, das heißt, erst drückt es, dann drückt man und nichts kommt raus.

105. Opium

Ohnmacht bei Angst, Erregung, Schreck und Schock – auch durch Unfall, Verletzung, Gehirnerschütterung oder Schlaganfall – ist das Schlüsselwort für die Anwendung des *Mohnsaftes*. Dabei schwillt das Gesicht des Ohnmächtigen ungewöhnlich dunkelrot an. Danach ist er recht teilnahmslos, liegt ruhig darnieder, beklagt sich eventuell darüber, daß das Bett zu weich sei, aber verspürt keine Schmerzen. Die Ausscheidungen am Südpol gehen unfreiwillig in die Hose oder die dazu notwendigen Organbewegungen sind derart gelähmt, daß der verstopfte Stuhlgang mit der Hand und der Harn mit Katheter entfernt werden muß. Wenn Sie sich die Arznei bereits genehmigen, sobald Sie bei Erregung dunkelrot anlaufen, wird sich der Verlauf äußerer oder innerer Erschütterung weniger dramatisch gestalten.

106. Paris

Wenn bei einer Erkältung Ihre Stimme so heiser wird wie die eines heulenden Wolfes, ohne daß Sie dabei im Rachen Schmerzen verspüren, dann wird die *Wolfsbeere* Ihr trockenes Gekrächze wohltuend befeuchten.

107. Petroleum

Eine Reise ist ein Phänomen und ihre Folgen phänomenal! Das *Steinöl* werden all jene unter Ihnen loben, die auf das Bergauf und Bergab beim Autofahren, auf die Turbulenzen beim Fliegen oder auf das Stampfen des Bugs bei einer Schiffsreise mit schwindeligem, üblem Magen und würgendem Brechreiz zu reagieren pflegen. Legen Sie sich rücklings auf den Boden und bitten Sie um etwas Essen. Das lindert zumindest die innere Heftigkeit der Reise-Phänomene. Auch Schneeurlaubern schmeichelt die Arznei, weil sie für sehr schmerzhafte, übel aussehende Frostbeulen und Erfrierungen unentbehrlich ist. Sind Sie nicht schon mal Kriegsveteranen, Almbauern und Bergsteigern begegnet, die ihre jährlich im Winter aufblühenden Frostbeulen mit reinem *Petroleum* einreiben?

108. Phosphorus

Als Ursubstanz ist der *gelbe Phosphor* ein starkes Zellgift. Aus dieser Tatsache erklären wir viele seiner homöopathischen Anwendungen: Überraschende hellrote Blutungen aus allen Körperöffnungen, einschließlich des Bluthustens und des Bluterbrechens; nächtliches Sodbrennen mit Säure und Aufstoßen, das nach kaltem Essen und Trinken verlangt; akute Leberentzündung mit Übelkeit und großem Durst auf kalte Getränke, die umgehend erbrochen werden. Auch die Hirnzellen bleiben nicht verschont: Die elektrische Spannung bei Föhn und Gewitter, die Angst vor dem Blitz wühlen die Nerven derart auf, daß sich der Betroffene in die hinterste, dunkelste Ecke der Wohngegebenheiten verkriecht. Nicht immer müssen es zarte, hellhaarige, hellhäutige, hoch aufgeschossene Menschen sein, die diesen Leiden anheimfallen und die auf langen Reisen übermüden, erschöpfen und leichenblaß verfallen. Jeder von Ihnen mag seinen Anspruch auf diese „große" Arznei selbst prüfen.

109. Phytolacca

Als Labsal für Halsschmerzen mit dunkelrotem Rachen, die gern bis in die Ohren ziehen, ist uns die *Kermesbeere* wohlbekannt. Unterwegs greift sie auch bei Herzbeschwerden ein, die mit Taubheit und Prickeln im rechten Arm einhergehen. Unentbehrlich für Hals- und Herzleidende!

110. Plantago

Zahnschmerzen in den Ferien! Wie Sie eine Entzündung behandeln, wissen Sie bereits. Die Neuralgie jedoch ist ein Schmerzgespenst. Der *Wegerich* heilt solche Nervenschmerzen, wenn sie zwischen den Kiefern und den Ohren hin- und herschießen. Die Zähne selbst fühlen sich dabei wie verlängert an.

111. Podophyllum

Schon wieder Durchfall! Diesmal treibt Sie der Drang frühmorgens aus dem Bett oder gleich nach dem Essen vom Tisch. Der reichliche Stuhl spritzt gußweise wie aus einem Spundloch, wäßrig und gelb, mit unverdauter Nahrung und mehligen Auflagen. Er muß auch kräftig stinken, um auf den *Maiapfel* gut anzusprechen.

112. Pulsatilla

Die *Kühchenschelle* nehmen Sie mit für viele Arten von Verdauungsstörungen, besonders wenn Sie liebreizende Mädchen und schüchterne Jungens zu Kindern haben oder selbst zu dieser angenehmen Menschenart gehören. Beschwerden daselbst beginnen mit Magenschmerzen, dann Völlegefühl, Säure, Aufstoßen, Übelkeit und Erbrechen und enden mit Durchfall. Deftige fette Steaks, Fett insbesondere, Kuchen, Eis, Obst und kalte Speisen sind die äußeren Auslöser der inneren Vorgegebenheit. Auch deftige Ferienpläne und fordernde Tagesvorhaben können mit Durchfall verweigert werden. Im Urlaub soll's halt gemütlich sein!

113. Pyrogenium

Diese *Nosode* aus verwestem Ochsenfleisch besänftigt septisches Fieber, das mit dunkelroter, trockener Hitze beginnt, dann in Frieren, Schüttelfrost und in warmen, stinkenden Schweiß übergeht. Die Arzneiwahl fällt Ihnen leichter, wenn Sie zusätzlich den Puls fühlen: er ist trotz hohen Fiebers sehr langsam! Der aashafte Geruch bestimmt ebenso ihren Einsatz bei Verbrennungen III. Grades, wenn das rohe Fleisch zu verwesen droht.

114. Rheum

Nie habe ich von Reisenden ohne gelegentlichen Durchfall erfahren. Der *Rhabarber* heilt jenen, der kolikartig bei Bewegung nach dem Essen und Trinken auftritt und zum Frösteln veranlaßt. Nach der Entleerung hält die Kolik an, solange Sie an der Arznei vorbeigehen. Versteht sich!

115. Rhododendron

Föhniges, gewittriges, windiges und stürmisches Wetter sind die arzneiliche Domäne der *Alpenrose.* Sie fühlen die elektrischen Spannungen als Rheuma in den kleinen Gelenken, als kribbelnde Nervenschmerzen in den Zähnen, in den Unterarmen und Beinen. Sie laufen auf und ab und studieren das Barometer, dessen Schwankungen sich Ihre Beschwerden anpassen.

116. Rhus tox

Die bewährten Anwendungen des *Giftsumach* für unterwegs sind so vielerlei, daß wir uns nur die wichtigsten seiner Heilwirkungen merken wollen. Bei allen Beschwerden können Sie verfolgen, daß sie durch Überanstrengung, Unterkühlung, Verrenken oder Verzerren ausgelöst wurden: Seien es die Herzbeschwerden, der Hexenschuß, das steife Kreuz, die entzündeten Sehnen der Radler und Wanderer, die Erkältung der Cabriofahrer, die Verbrennungen der Sonnenanbeter. Ein Gefühl wie zerschlagen, große Unruhe und ein heftiger Durst auf große Züge kalter Getränke begleiten die Beschwerden. Immer tut ein kühler Umschlag gut. Die Bewegung aus der Ruhe heraus schmerzt, aber ein leichtes Auf- und Abgehen lindert, weshalb Sie, falls Sie gehunfähig sind, im Bett hin- und herrutschen. – Meerurlauber, die sich beim Schwimmen durch das Gift der Quallen verletzen, sollten diese Arznei zum Strand mitnehmen. Denn die kleinen juckenden, brennenden Bläschen werden Ihnen sonst keine Ruhe gönnen und nachts eventuell zum Fieber treiben. – Eine Arznei für jede Jahreszeit, für Ebenen, für Höhen und für Tiefen!

117. Robinia

Die Kostumstellung in anderen Ländern führt häufig zu Sodbrennen. Die *falsche Akazie* hilft dann, wenn das Essen sich in lauter Säure zu verwandeln scheint, die bis in den Mund aufstößt und die Zähne sauer und stumpf macht.

118. Ruta

Überanstrengte Gelenke, Sehnen und Knochenhäute sportlicher Urlauber und überanstrengte, brennende Augen bei übermüdeten Autofahrern sind der Geheimtip für die Heilanzeige der *Gartenranke*. Jede der überanstrengten Fasern antwortet so gereizt mit Schmerzen wie der dazugehörige Urlauber mit Mißmut.

119. Scorpio

Eine aus dem Gift des *Skorpions* gewonnene *Nosode*, die für die Folgen des Stiches durch ein solches Tierchen geradezu spezifisch wirkt. Der Stachel sollte trotzdem entfernt werden!

120. Secale

Wenn Sie sich beim Radeln, Wandern, Skifahren oder durch sonstige wetterbedingte Umstände die Finger und Zehen abfrieren, sollten Sie der wohltuenden Wirkung des *Mutterkorns* stattgeben. Hoffentlich seltener wird Sie ein Brechdurchfall plagen, bei dem Sie rasch verfallen, während Ihre Finger sich krampfartig spreizen. Wärme oder Zudecken werden Sie nicht vertragen, aber die Arznei wird Ihnen die Lebenswärme zurückschenken.

121. Senega

Die *Klapperschlangenwurzel* erfrischt Ihre übermüdeten, tränenden, schmerzhaft geschwollenen Augen während des Autofahrens, falls Sie zuvor unablässig daran gerieben haben sollten. Vielleicht wäre gleichzeitig eine Erholungspause zu erwägen?

122. Sepia

Es gibt Menschen – vor allem weiblicher Natur –, deren Laune sich während eines Gewitters auffallend verändert. Entweder zum ängstlichen Verstimmtsein oder zu einer unheimlichen Faszination neigend. Obwohl die Tinte der *Seekatze* sich hierfür bewährt hat, ist der Launenwechsel ein Hinweis auf die dahinter sich verbergende Person.

123. Silicea

Die *Kieselsäure* benutzen wir bereits zum Ausheilen von Wunden, Abszessen, Furunkeln und Karbunkeln. Auf Reisen wird sie bei Kopfweh nützlich, das an naßkalten Tagen durch Unterkühlung oder schon durch leichten, kühlen Luftzug ausgelöst wird. Meeresliebhabern bleibt die Arznei nicht vorenthalten, wenn sie beim Schwimmen und Tauchen von Wassertieren gebissen oder gestochen werden und die Wunden und Stachel sich entzünden.

124. Spigelia

Daß das *Wurmkraut* linksseitiges Nervenkopfweh heilt, ist uns allgemein bekannt. Nun, in den Ferien sind wir wetterbewußter und merken, daß die Schmerzen durch kalten, feuchten Wind und Sturm ausgelöst werden. Ebenso wie die Angina-pectoris-Beschwerden und das Herzpochen. Diese Erfahrung erleichtert uns die Arzneiwahl!

125. Staphisagria

Das *Stephanskraut* hat durch seine Empfehlung in der *Hausapotheke* so viel Beifall erhalten, daß ich seine bewährte vorbeugende Anwendung bei Mückenstichen aller Art nochmals bekräftigen möchte. Sollte Ihr Urlaub obendrein von nervenzerreibenden Zahnschmerzen durch einen hohlen Karieszahn getrübt werden, lernen Sie eine weitere Heilwirkung der Arznei. Ganz zu schweigen von der seltsamen Blasenreizung, die junge Urlauberinnen überrascht, wenn sie ungewohnt und zu häufig Venus spielen. –

In D3 ist sie allgemein und Ihnen schon als Schnittwunden-Arznei bekannt. Nach *Arnica* zu nehmen, versteht sich!

126. Strophantus

Die Samen dieser *Liane* sind nicht nur eine Erregungsarznei für daheim gebliebene Prüflinge, sondern auch eine Erschöpfungsarznei für sportliche Skilangläufer und Abfahrtsläufer. Trotz Erschöpfung sind die Betroffenen erregt, ihr Puls ist beschleunigt und ihr Atem ist schwer.

127. Sulfur

Den *Schwefel* packen Sie nur für Durchfälle auf Sommer- und Tropenreisen ein: Sei es für den simplen Durchfall auf Milch oder für die fortgeschrittene Amöbenruhr, den akuten Typhus oder die akute Cholera. Der Stuhlgang jagt Sie gewöhnlich in den frühen Morgenstunden aus dem Bett, wobei nur wenig wäßrige oder blutige Entleerung abgeht. Und vergessen Sie nicht: alles brennt!

128. Tabacum

Auch für Nichtraucher wird der *Tabak* zuzeiten zur unvergeßlichen Arznei! Wer kennt nicht die Übelkeit, den Brechreiz, die Schwäche, das Zittern, die eiskalte, bleiche Haut, die uns an die ersten Züge aus der geheim erworbenen Zigarette erinnern. Ohnmächtig übel war uns, sterbenselend! Das sind die Empfindungen, die jenen des Arzneibildes entsprechen. Sei es bei Eisenbahnfahrten durch die (immer seltener werdende) Erschütterung des Zuges, sei es auf Schiffen mit Drehschwindel, Würgen und blaßblauen Lippen oder sei es bei Herzbeschwerden, bei der Lungenembolie oder beim üblichen Urlaubsüberfuttern. Immer fühlen wir drinnen viel Hitze trotz der Kälte auf der Haut, und wir vertragen keine Zudecke. Ein elender Zustand, der mit der Arznei so rasch verschwindet, wie er zu überraschen pflegt.

129. Tarantula cubensis

Haben Sie Angst vor Spinnen? Wenn ja, wird Ihnen nicht erspart bleiben, daß Sie irgendwann gebissen werden. Jedenfalls haben Sie mit der *ku-*

banischen Wolfsspinne eine erstmalige Hilfe, bevor Sie eventuell einen Arzt aufsuchen müssen. Ein Karbunkel kann ähnlich schwarz gepunktet aussehen und ähnlich beißend schmerzen wie ein Spinnenbiß. Dafür werden Sie keinen Arzt brauchen, denn die Arznei wird das ihre tun.

130. Tartarus stibiatus

Übelkeit, Brechreiz und eine dick-weiß belegte Zunge sind drei wichtige Stichwörter für die Anwendung des *Brechweinsteins*. Ob beim Husten, bei Magenverstimmung, bei Kreuzweh oder durch Überessen ist dann nur von untergeordneter Wichtigkeit.

131. Theridion

Überempfindlichen Menschen kann durch die Lärmbelastung unterwegs in Hotels die Reise versauert werden, wenn diese schlafen wollen, während die anderen weiterfeiern. Nicht alle sind eben *Sulfur*-Menschen, die im Discolärm groß geworden sind! Bei extremen Gegebenheiten gesellen sich zur Geräuschkulisse sogar Schwindel und Übelkeit. Falls Sie die Arznei der *Orangespinne* nicht eingepackt haben, bleibt Ihnen noch der Weg zum Apotheker. Dort gibt es Ohrstöpsel (deutsch: Oropax, engl.: ear-plucks, franz.: les boules Quies). Eine feine Sache!

132. Thuja

Der *Lebensbaum* erfüllt seine bewährte Aufgabe schon vor der Reise, wenn Sie sich haben impfen lassen (müssen) und eine lokale Reaktion davontragen.

133. Toxoplasmose

Diese Arznei ist eine Nosode aus menschlichem Krankheitsprodukt. Die Erkrankung wird durch rohe Eier und rohes Fleisch – Tartar, Carpaccio – oder durch Katzenkot hervorgerufen und ist eine weitverbreitete chronische Infektion beim Menschen (etwa 90% der Bevölkerung) mit gelegentlichen Fieberschüben, Kopfschmerzen, Gelenkbeschwerden. Akut verläuft sie mit geschwollenen Halsdrüsen, uncharakteristischem Fieber, anhaltenden, heftigen Kopfschmerzen, Angina oder Grippe. Die Übertragung durch Katzenkot an den Krallen gab der Erkrankung den Volksnamen „Katzenkratzkrankheit". Sie bewirkt in erster Linie gewohnheitsmäßige Fehlgeburten, deren Zunahme sicherlich mit der Zunahme der leicht perversen intimen Beziehung zu Haustieren zu tun hat. Man streichelt lieber Tiere als Menschen. – Keine Arznei zum Mitnehmen, sondern eine zum Nachdenken!

134. Trillium

Nicht nur das Nasenbluten bei unseren Heranwachsenden, auch andere Blutungen sprechen auf die *amerikanische Waldlilie* an. Sie muß nur ganz hell oder dunkel-klumpig sein, während es dem Betreffenden innerlich kalt zumute ist und sein Puls immer schwacher wird bis zur möglichen Ohnmacht.

135. Tuberculinum GT

Diese *Erbnosode* aus menschlichem Krankheitsprodukt gehört in die Hand des Arztes. Er wird sie Ihnen verordnen, wenn Sie unter den Folgen von Föhn leiden.

136. Umckaloabo

Diese seltene Arznei ist nicht für die Reise gedacht, sondern für deren Folgen, wenn Sie sich durch rohes Fleisch (Carpaccio, Tatar) oder durch Katzenkot („Katzenkratzkrankheit") mit Toxoplasmose infizieren.

137. Urtica

Das Gift der *Nessel* heilt, homöopathisch betrachtet, die Folgen davon. Ebenso besänftigt es eine Nesselsucht, die so ähnlich aussieht. Das heftige Jucken und Brennen wird durch leichte Wärme gelindert. Die Nesselsucht im Bild von *Apis* mag lieber eine kalte Auflage.

138. Vaccinium myrtillus

So sehr wie *Thuja* die Folgen einer Impfreaktion dämpft, so sehr verhindert die *Heidelbeere* oder *Blaubeere* die Impfreaktion überhaupt, wenn Sie dieselbe als Arznei schon vor dem lästigen Impfen einnehmen.

139. Veratrum album

Eigentlich könnte ich Ihnen das Bild von *Tabacum* kopieren für jene Beschwerden, die durch die *weiße Nieswurz* hervorgerufen werden. Beide unterscheiden Sie jedoch dadurch, daß sich der Nikotin-Vergiftete sterbenselend fühlt, während der hier Brechdurchfall-Leidende mit Hilfe der Arznei von seinen ohnmachtsartigen Zuständen während und nach der Stuhlentleerung befreit wird.

140. Veratrum viride

Eine Fieberarznei ist der *grüne Nieswurz*, die weder unterwegs noch zu Hause vergessen werden sollte. Akutes Fieber wie bei *Aconitum* mit rotem, trockenem, heißem Kopf, aber kalten, blaß-bläulichen Gliedern; mit heftigem Puls und kaltem, klebrigem Schweiß, wenn der Kreislauf in den Keller rutscht. Den Umstehenden wird angst und bange! Dem vom Fieber gerüttelte hingegen fehlt diese Angst. Das ist das entscheidende Markenzeichen seiner Arznei!

141. Verbascum

Noch eine bewährte Alternative für Nervenschmerzen der Zähne und Kiefer bietet uns die *Königskerze*: „als würde der Kiefer mit Zangen gequetscht!" Vermeiden Sie den Druck Ihrer Hand, Ihrer Kiefer oder den Ihrer Umwelt. Das Kauen oder besser der Appetit, der notgedrungen dazu führen würde, ist Ihnen ohnehin schon vergangen.

142. Vespa crabro

So wie das Gift der Biene *(Apis)*, so ist das Gift der *Wespe* für dergleichen Stiche ähnlichkeitsgerecht einzusetzen.

143. Vipera

Das Gift der *Kreuzotter* verursacht eine drückende Herzangst, während das Gesicht des Gebissenen im Gegensatz zur *Lachesis* immer bleicher wird. Vorsicht beim Wandern und Wildcampieren in einheimischen Gefilden!

144. Zincum

Auf langen Reisen im Zug, im Flieger, im Auto neigt der Nacken dazu, sich zu verkrampfen und gelegentlich schießen am Ende der Brustwirbelsäule heftige Stiche ein. Das sind Zeichen von Übermüdung, die Sie mit homöopathischem *Zink* beheben können.

145. Zincum valerianicum

Sonne, Hitze und Überwärmung können ein Kopfweh auslösen, daß Sie jämmerlich erbleichen läßt. Sie suchen Ruhe, aber finden Sie nicht, weil die Beine ständig zwanghaft in Bewegung sind. Zumindest dann, wenn *Zink*, mit *Baldrian* gemischt, zu Hause stehen blieb.

LISTEN

Zusammenstellung aller Arzneien

Abrotanum D3
Acidum carbolicum D6
Acidum hydrofluoricum D6
Acidum phosphoricum D200
Acidum sulfuricum D3
Acidum sulfuricum D30
Aconitum D30
Aethusa D4
Agaricus D4
Ailanthus D6
Aloe D6
Ambra D3
Anacardium D30
Anthracinum D200
Antimonium crudum D30
Apis D200
Argentum D30
Argentum nitricum D30
Arnica D30
Arsenicum album D30
Arum triphyllum D4
Aurum D30
Bang D200
Baptisia D6
Belladonna D30
Bellis D3
Bellis D30
Berberis D3
Bismutum subnitricum D12
Borax D30
Bromum D200
Bryonia D30
Cactus D3
Calcium carbonicum D30
Calcium fluoratum D6
Calcium phosphoricum D30
Calendula D4
Calendula-Salbe
Camphora D200
Cantharis D200
Capsicum D12
Carbo animalis D4
Carbo vegetabilis D30
Carduus D4
Causticum D200
Chamomilla D30
Chelidonium D4
China D4
Chininum sulfuricum D30
Chionanthus D200
Cicuta D6
Cimicifuga D30
Clematis D30
Coca D2
Coca D30
Cocculus D12
Coffea D30
Colchicum D30
Colocynthis D200
Conium D30
Convallaria D2
Crataegus D2
Crocus D30
Crotalus D200

Croton D4
Cuprum D30
Digitalis D3
Dulcamara D30
Echinacea D2
Eupatorium D200
Euphrasia D12
Ferrum D200
Ferrum phosphoricum D12
Gelsemium D30
Graphites D12
Glonoinum D30
Hamamelis D4
Helleborus D30
Hepar sulfuris D200
Hydrocotyle D4
Hyoscyamus D30
Hypericum D30
Iberis D12
Ignatia D30
Ipecacuanha D4
Iris D6
Jatropha D30
Jodum D200
Kalium bichromicum D12
Kalmia D2
Kreosotum D6
Lachesis D200
Latrodectus D4
Ledum D200
Lilium D12
Magnesium carbonicum D12
Magnesium chloratum D12
Magnesium phosphoricum D12
Mercurius solubilis D200
Mercurius corrosivus D30
Myristica D4
Natrium carbonicum D200
Natrium muriaticum D200
Natrium muriaticum M
Natrium sulfuricum D200
Nux moschata D30
Nux vomica D30
Okoubaka D2
Oleander D6
Opium D200
Paris D4
Petroleum D200
Phosphorus D200
Phytolacca D4
Plantago D12
Podophyllum D6
Pulsatilla D30
Pyrogenium D30
Rheum D200
Rhododendron D200
Rhus tox D6
Rhus tox D30
Robinia D12
Ruta D30
Scorpio C200
Secale D30
Senega D30
Sepia D200
Silicea D200
Spigelia D4
Staphisagria D3
Staphisagria D12
Strophantus D200
Sulfur D200
Tabacum D30
Tarantula cubensis D12

Tartarus stibiatus D6
Theridion D30
Thuja D30
Toxoplasmose M
Trillium D6
Tuberculinum GT D200
Umckaloabo D2
Urtica D200
Vaccinium myrtillus D200
Veratrum album D30
Veratrum viride D30
Verbascum D12
Vespa crabro D200
Vipera D30
Zincum D30
Zincum valerianicum D30

Grundausstattung für die Reise

Acidum carbolicum D6
Acidum hydrofluoricum D6
Acidum sulfuricum D3
Aconitum D30
Aloe D6
Antimonium crudum D30
Apis D200
Argentum nitricum D30
Arnica D30
Arsenicum album D30
Belladonna D30
Bellis D3
Borax D30
Bryonia D30
Cactus D3
Calendula D4
Calendula-Salbe
Camphora D200
Cantharis D200
Carbo vegetabilis D30
Causticum D200
Chamomilla D30
Chininum sulfuricum D30
Chionanthus D200
Cimicifuga D30
Cocculus D12
Colocynthis D200
Convallaria D2
Crataegus D2
Crotalus D200
Croton D4
Cuprum D30
Dulcamara D30
Eupatorium D200
Euphrasia D12
Ferrum D200
Ferrum phosphoricum D12
Gelsemium D30
Glonoinum D30
Hepar sulfuris D200
Hyoscyamus D30
Hypericum D30
Ignatia D30
Ipecacuanha D4
Kalmia D2
Lachesis D200
Ledum D200
Magnesium phosphoricum D12
Mercurius solubilis D200
Mercurius corrosivus D30
Natrium carbonicum D200
Natrium muriaticum D200
Natrium sulfuricum D200
Nux moschata D30
Nux vomica D30
Okoubaka D2
Opium D200
Petroleum D200
Phosphorus D200
Pulsatilla D30
Pyrogenium D30
Rhus tox D30
Ruta D30
Scorpio C200

Secale D30
Silicea D200
Staphisagria D12
Sulfur D200
Tabacum D30
Tarantula cubensis D12
Umckaloabo D2
Urtica D200
Veratrum album D30
Veratrum viride D30
Vespa crabro D200
Vipera D30

Arzneinamen

alter Rufname:	*neuer Handelsname:*
Acidum fluoricum	Acidum hydrofluoricum
Ailanthus	Ailanthus glandulosa
Apis	Apis mellifica
Argentum	Argentum metallicum
Aurum	Aurum metallicum
Bellis	Bellis perennis
Calcium carbonicum	Calcium carbonicum Hahnemanni
Calcium fluoricum	Calcium fluoratum
Carduus	Carduus marianus
Causticum	Causticum Hahnemanni
Chionanthus	Chionanthus virginicus
Cicuta	Cicuta virosa
Coffea	Coffea cruda
Convallaria	Convallaria majalis
Crotalus	Crotalus horridus
Croton	Croton tiglium
Cuprum	Cuprum metallicum
Eupatorium	Eupatorium perfoliatum
Iberis	Iberis amara
Ferrum	Ferrum metallicum
Hydrocotyle	Hydrocotyle asiatica
Jatropha	Jatropha curcas
Latrodectus	Latrodectus mactans
Lilium	Lilium tigrinum
Magnesium muriaticum	Magnesium chloratum (!)
Mercurius solubilis	Mercurius solubilis Hahnemanni
Mercurius corrosivus	Mercurius sublimatus corrosivus
Myristica	Myristica sebifera
Natrium muriaticum	Natrium chloratum (!)
Paris	Paris quadrifolia

alter Rufname:	*neuer Handelsname:*
Plantago	Plantago major
Rhus tox	Rhus toxicodendron
Robinia	Robinia pseudacacia
Secale	Secale cornutum
Tartarus emeticus	Tartarus stibiatus
Theridion	Theridion curassavicum
Trillium	Trillium pendulum
Tuberculinum (Koch)	Tuberculinum GT
Urtica urens	Urtica
Vaccinium myrtillus	Myrtillus (!)
Vipera	Vipera berus
Zincum	Zincum metallicum

Reise-Apotheke nach Dr. Enders

Auf meinen ausdrücklichen Wunsch hat der Versandhandel *Matthias Kiebel**) freundlicherweise für Sie ein ledernes Taschenetui fertigen lassen, worin Sie 32 leere Fläschchen zu je 1 Gramm Füllgewicht vorfinden, die Sie nach Belieben auffüllen können. Die Entscheidung, die Fläschchen nicht vorprogrammiert gefüllt anzubieten, fiel aufgrund des vielfachen Wunsches, daß jeder von Ihnen seine Notfall- und Reise-Arzneien selbständig nach seinen persönlichen Bedürfnissen zusammenstellen möchte.

Außerdem konnte dadurch der Verkaufspreis um über 60%, auf sechzig DM, verringert werden.

Die Fläschchen identifizieren Sie entweder mit Klebeetiketten, z.B. mit Vielzweck-Etiketten von *Zweckform* No.3161, die den Reiseapotheken beigelegt sind, oder beschriften Sie mit einem wasserfesten Filzstift, z.B. *Staedler* Lumocolor S. Letztere Methode ziehe ich persönlich der ersteren vor, da die Menge der verbrauchten Kügelchen übersichtlicher oder besser durchsichtiger zu erkennen ist. Viel Spaß beim Abfüllen!

*) Versandhandel Matthias Kiebel, Werderstr. 4, 6200 Wiesbaden, Tel. 0611-444539 Fax 06126-56957

Notizen für mich:

Notizen für meine Familie:

Weitere Bücher
von
Dr. med. Norbert Enders
aus dem Karl F. Haug Verlag

➤➤➤